住院医师临床常用
技能培训导师手册

——— 主编 ———

陈 迟　徐增光

科学出版社
北京

内 容 简 介

本书涵盖了体格检查、内科、外科、妇产科、急诊科、护理六个部分五十余项住院医师临床常用技能培训课程的授课内容，侧重指导导师如何利用多样化的手段进行单项技能培训。本书每个课程内容先阐述了该课程的学习目标和授课方法，再利用表格、图片具体展示了用物准备、授课流程，以二维码的形式将所有用物彩图体现在侧，并在授课流程表注明了授课时长和导师与学员比例。除此之外，每个课程的最后都配有相关的课后习题，方便导师在教学的过程中对学员学习情况进行了解，为后续的教学目标奠定基础。

本书适合广大医学院校导师、临床一线带教导师及科教管理人员阅读使用。

图书在版编目（CIP）数据

住院医师临床常用技能培训导师手册/陈迟，徐增光主编.
—北京：科学出版社，2018.6
ISBN 978-7-03-057374-2

Ⅰ.①住… Ⅱ.①陈… ②徐… Ⅲ.①临床医学—手册 Ⅳ.
①R4-62

中国版本图书馆CIP数据核字（2018）第100895号

责任编辑：闵　捷
责任印制：谭宏宇　/　封面设计：殷　靓

科学出版社　出版
北京东黄城根北街16号
邮政编码：100717
http://www.sciencep.com
南京展望文化发展有限公司排版
江苏省句容市排印厂印刷
科学出版社发行　各地新华书店经销
*
2018年6月第　一　版　开本：787×1 092　1/16
2018年6月第一次印刷　印张：16
字数：341 000
定价：100.00元
（如有印装质量问题，我社负责调换）

《住院医师临床常用技能培训导师手册》
编辑委员会

主 编
陈 迟　徐增光

副主编
罗 茜　季晟超　杨 飙　鲍 欢　陆 军

编 委
(以姓氏首字母顺序排列)

鲍 欢	巢 黔	陈 迟	陈爱娜	丁涵之
丁震敏	高 玮	高彩萍	顾 霞	过欣来
康宝丽	胡晔东	姜 虹	季晟超	贾新颜
陆 军	雷 蕾	罗 茜	李 昕	李 栩
李容炳	刘 杨	刘雁冰	陆 静	陆慧红
麻 彬	马 敏	孟 玮	倪 荔	戎艳鸣
邵 钦	沈 彬	沈 瑶	沈冬威	沈莉敏
孙克萍	孙晓靓	唐伦先	童雯雯	汪进益
温晓飞	忻元峰	徐 斐	王国增	徐增光
杨 洁	杨 飙	杨永康	叶 彤	于 萍
翟桂香	张 路	赵正楣	钟 岚	朱晓强
朱亚琴				

前　言

中国有句古话，"熟能生巧"，西方也有一句相似的谚语，"practice makes perfect"。医学作为一门实践性非常强的学科，在医学人才培养方面更应该身体力行地践行着这一颠扑不破的真理。但是，回顾传统医学教育，我很遗憾地发现一个妨碍医务人员"实践出真知"的现实问题：临床机会可遇不可求！

近年来，随着我国法律法规的完善、民众健康意识的增强、医学院校招生人数的增多、在校学生学习动力的变化等，临床教学资源捉襟见肘，低年资医务人员在临床上实践的机会日趋减少。让技术不熟练者为患者执行有创操作，其风险可想而知，也曾有医患双方共同为之付出沉重代价的教训。如何解决住院医师没有充足的临床实践机会，是摆在医学教育者面前无法回避的重大难题。在这种情况下，医学模拟教学为我们找到了一条很好的出路。因此，上海东方医院模拟医学教研室的全体同仁共同开发了一套针对住院医师临床常用技能培训的精品课程。

2010年，上海开全国风气之先河，创办了"行业内社会人"的住院医师规范化培训制度，目的就是培养具有良好临床能力的住院医师。东方医院作为第一批准入的培训基地，培养高素质、具有良好岗位胜任力的住院医师是其终极目标。新政伊始，东方医院几个热爱教学的导师，如神经内科鲍欢导师、血液内科贾新颜导师、呼吸内科张路导师、护理部屠庆导师，与我不约而同地谈到对刚刚入院的住院医师临床能力的担忧。我们自发组成了一支小分队，每人挑选自己最拿手的操作项目，编写了住院医师常用临床操作口袋书（也就是现在学员手册的雏形），并在此基础上开始了针对住院医师临床常用技能操作的模拟教学培训。之后，越来越多的导师加入我们的阵营，培训项目也从最初的十余项增加到六十余项。每年7月，每个规范化培训住院医师在入院后的前半年内，都要接受这个精品课程全部项目的培训（口腔除外）。授课采用小班化形式，每周实训室开放4个下午，每个下午有3个培训教室同时开课。例如，教室A为腹穿培训，教室B为胸穿培训，教室C为腰穿培训。每个教室内导师和学员的比例不超过1∶9，学员和模型器材的比例不超过3∶1，每节课授课时间为1小时，之后3个教室轮换。因此，一个住院医师一个下午能接受3个项目的培训，由于住院医师人数众多，全套课程培训一遍大约需要4个月。在之后的培训过程中，住院医师还会经历数轮有关这些项目的复训。复训时，主要采用以考代培的模式进行，即通知住院医师前来接受考核，考完后考官进行实时点评。

该课程实施的前三年内，我们通过对学员填写的课后反馈表进行分析，发现住院医师总体满意度很高，相当多的住院医师表示之前从来没有接受过如此系统、全面且规范的培训，加之这些基本操作都是临床一线经常使用到的，对他们的帮助非常大。听到这些正面反馈，我们增强了要把这个课程不断升级和强化的信心。最大的动力同样来自学员的反馈，有学员对一些课程提出了中肯的意见。例如，导师授课的非同质化是被诟病最多的，有的导师在1小时的授课过程中花了10～15分钟讲授内容，留下充足的时间让学员动手练习并给予反馈指导；有的导师洋洋洒洒讲了50分钟，只留10分钟给学员练习，学员无法在短时间内掌握正确操作。为此，我们对授课导师也同样做了调查，发现希望授课质量持续提高同样也是导师们的愿望和诉求，一些导师听到学员的反馈意见后反问我们："那究竟应该如何上好这个技能培训课呢？"这个问题让我们思索良多。

2016年，东方医院正式组建了一支112人的精品课程建设队伍，对该课程进行系统改造，确定该课程由在线学习模块和线下模拟模块两部分组成。每个培训项目均以课程负责组的形式来对师资进行遴选。首先，在富有培训经验的导师中选拔课程组负责人，导师可主动报名，也可由模拟医学教研室与导师协商后指定，若出现多人同时申报同一个项目，则需要经过专家委员会调研协商决定。组长全部确立之后，再在全院范围内进行课程组组员的招募，每个课程组除组长外，必须再有3～5名授课导师，这些导师可自我推荐，也可由组长举荐。每个课程组在各自组长的带领下要完成三大任务：① 对口袋书进行改编，打造技能培训专属教材，即《住院医师临床常用技能指导手册》（"简称《学员手册》"）；② 完成与课程的在线教育部分设计和视频拍摄制作；③ 完成用于规范教学的导师用书，即《住院医师临床常用技能培训导师手册》（简称"《导师手册》"）的编撰。这三部分内容相辅相成，形成有机整体。导师们因为直接参与手册的编写及视频的制作，对培训内容十分熟稔；若后来加入新的导师，需要经过课程组的培训，掌握授课内容，熟悉授课方法，授课时严格按照《导师手册》的授课步骤和要求进行授课。由此可见，《导师手册》是导师教学的基础，能够保证授课的统一性和规范性。

本书主要从学习目标、授课方法、用物准备、授课流程、课后习题几个部分来编写。尤其是授课流程部分，按照时间线罗列了授课方式和内容，导师只要按照课程教案进行授课，就能做到授课的基本统一，为课程的统一性和规范性提供了重要保障。用物准备配备了表格和图片，可直观地了解每项操作的标准用物，也为导师课前的准备工作提供了方便快捷的参考。模拟教学作为新的教学手段，需要对导师们进行教学理念和方法的更新，才能真正达到满意的效果。希望本书能够帮助导师们在临床基本技能的模拟教学方面提升教学水平，为学员提供更加优质的教学培训。希望每一位学员在导师的帮助下"熟能生巧，巧能生妙"。

由于是初版，本书还有很多不足之处，希望全国同道在阅读本书时能不吝赐教，提出意见和建议，以便再版时修订，我们不胜感激。

陈 迟
2018年3月

声 明

　　本书每个章节均配有相关用物准备照片，为了方便读者清晰辨识，某些物品摆放并未完全遵守无菌原则或操作规范。笔者在此特别声明，所有操作都应该遵循无菌原则及操作规范。另外，本书配图为黑白照片，如需查看高清彩图可扫照片旁边对应的"材料对照彩图"二维码获取。

　　本书每个课程中所提到的"视频"指的是与课程相对应的教学视频。因版权问题，本书定价内不包含视频观看费用。读者如有需要，可通过网站（链接：http://www.ccmtv.cn/dfhos.php）付费观看。

目 录

前言

体格检查

一般情况与头颈部检查...................................003
心脏体格检查...007
胸部体格检查...011
腹部体格检查...015
脊柱与四肢体格检查.......................................019
神经系统体格检查...023
乳房检查...027
男性生殖器检查...031
小儿生长发育体格测量...................................035

内科

胸腔穿刺术...041
腹腔穿刺术...045
腰椎穿刺术...050
骨髓穿刺术...055
插胃管...059
三腔二囊管止血...064
三项瓣膜式PICC置管.....................................068
腹腔热灌注化疗...073

外科

- 外科手消毒 ... 079
- 穿脱无菌手术衣、戴无菌手套 ... 083
- 手术区消毒与铺巾 ... 087
- 手术基本操作 ... 091
- 开放性伤口止血包扎 ... 095
- 脊柱损伤搬运 ... 099
- 换药 ... 103
- 拔甲术 ... 108
- 体表肿物切除术 ... 112
- 脓肿切开引流术 ... 116
- 胸腔闭式引流术 ... 120
- 心包穿刺术 ... 127

妇产科

- 宫颈刮片、宫颈液基细胞学、双合诊、
  三合诊检查 ... 133
- 四步触诊法与骨盆外测量 ... 140
- 分段诊刮术 ... 144
- 后穹隆穿刺术 ... 148
- 宫内节育器放置术 ... 152
- 宫内节育器取出术 ... 156

急诊科

- 气管插管 ... 163
- 电除颤 ... 167
- 清创术 ... 171
- 环甲膜穿刺术 ... 176
- 四肢骨折现场急救外固定 ... 180
- 无创呼吸机的使用 ... 184
- 张力性气胸的急诊处理 ... 187

锁骨下深静脉穿刺术..191
中心静脉穿刺术..196

护理

中心静脉压测定..203
吸氧术..207
吸痰术..211
动脉穿刺术..215
穿脱隔离衣..219
男性导尿..223
女性导尿..226
密闭式静脉输液..230
静脉采血..234
静脉留置针..238

体格检查

一般情况与头颈部检查

学习目标

- 掌握一般检查的内容与顺序。
- 掌握生命体征的测量方法。
- 掌握头颈部重要器官的检查顺序与方法。
- 掌握浅表淋巴结检查的顺序与方法。

授课方法

- 播放视频,让学员了解本部分体格检查所涉及的内容和注意事项。
- 根据不同的内容,暂停视频,对视频中的重点和难点进行讲解,部分内容再次示范。
- 学员每2人一组,进行分组练习,指导手法和回答学员问题,并对共性的问题做进一步的阐述。
- 本部分结束,回答学员问题并对本部分内容进行总结。

用物准备

序 号	物 品	数量(件)	备 注
1	口罩	若干	每学员1个
2	帽子	若干	每学员1个
3	秒表	1	每工作台1个
4	棉签	若干	每工作台1包
5	体温表	1	每工作台1个
6	手电筒	1	每工作台1个
7	血压计	1	每工作台1个
8	压舌板	1	每学员1个
9	听诊器	1	每工作台1个

体格检查

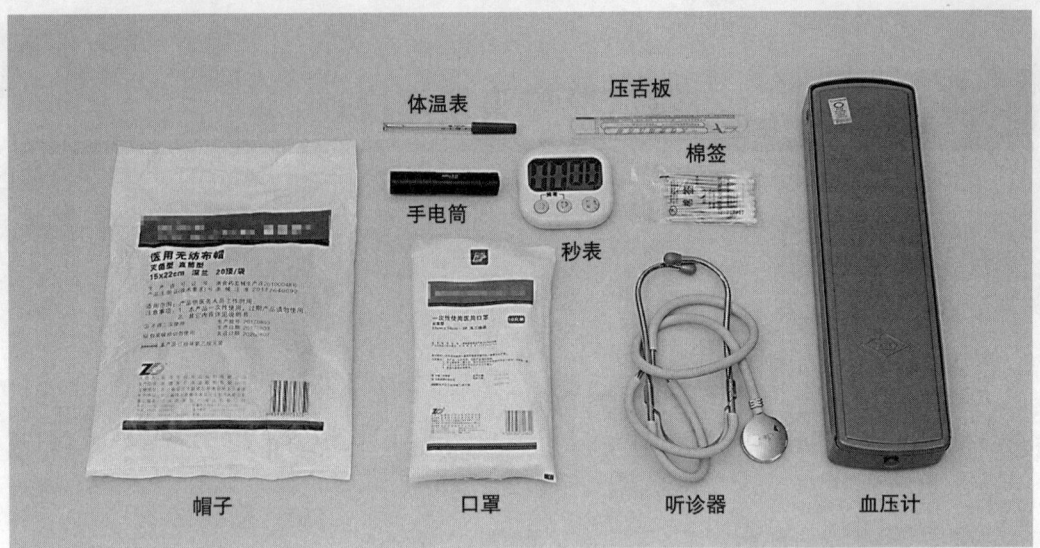

材料对照彩图

授课流程

时间	大章节	内容（时长）	授课方式
00:00~ 03:00	目的、注意事项	一般体格检查的目的、适应证、注意事项（01'43″）	视频
		导师概述（01'17″）	导师讲解
03:00~ 04:00	开始检查时的物品准备与医患交流	物品准备与医患交流（00'30″）	视频
		导师谈医患交流的用语（00'30″）	导师讲解
04:00~ 15:00	生命体征测量	生命体征测量（01'40″）	视频
		示范体温、脉搏、呼吸的测量（00'50″）	导师讲解、示范
		血压测量（02'28″）	视频
		讲解检查要点（01'02″）	导师讲解、示范
		学员演练体温、脉搏、呼吸与血压的测量，导师指导、纠错（05'00″）	导师指导
15:00~ 24:00	头部检查	头部检查的内容与顺序（04'17″）	视频
		学员演练头部的检查，导师示范指导、纠错（04'13″）	导师讲解、示范、指导
24:00~ 34:00	颈部检查	颈部检查的内容与顺序（01'28″）	视频
		讲解颈部外形、运动、血管、气管检查的要点与注意事项（00'32″）	导师讲解、示范

续表

时　间	大　章　节	内容（时长）	授课方式
24:00～34:00	颈部检查	甲状腺检查（02'36"）	视频
		学员演练颈部检查，导师指导、纠错（05'24"）	导师讲解、示范、指导
34:00～39:00	淋巴结检查	淋巴结检查的内容与顺序（02'30"）	视频
		导师示范淋巴结的位置与检查手法，学员演练淋巴结检查，导师指导、纠错（02'30"）	导师讲解、示范、指导
39:00～60:00	总结	一般情况与头颈部、淋巴结检查总结（01'00"）	导师总结
60:00～	结束		

注：本部分授课时长60 min，导师与学员比例（1∶10）～（1∶8）。

课后习题

1. 医生在体格检查时以下哪项不正确？
    A. 举止端庄，态度和蔼　　　　　　　B. 检查环境安静、光线充足
    C. 被检查部位应充分暴露　　　　　　D. 医生一般站在患者左侧

2. 一般检查的内容不包括_____。
    A. 生命体征　　　B. 面容表情　　　C. 神经反射　　　D. 意识状态

3. 血压测量的方法不正确的是_____。
    A. 患者在安静休息5～10 min后测量
    B. 血压计袖带下缘距肘窝横纹2～3 cm
    C. 使汞柱以每次脉搏5 mmHg速度下降
    D. 听诊器体件不可塞到袖带下

4. 眼球凹陷，颧骨隆起，皮肤干而松弛弹性消失，婴幼儿囟门凹陷，是_____。
    A. 慢性面容　　　B. 急性面容　　　C. 贫血面容　　　D. 脱水面容

5. 异常淋巴结的表现是_____。
    A. 有压痛　　　　　　　　　　　　　B. 不易触及
    C. 质地柔软，表面光滑　　　　　　　D. 与毗邻组织无粘连

6. 用手电筒直接照射瞳孔并观察其动态反应的检查称为_____。
   A. 间接对光反射　　　　　　　　　B. 直接对光反射
   C. 聚合反射　　　　　　　　　　　D. 角膜反射

7. 扁桃体Ⅰ度肿大的表现是_____。
   A. 超过咽后壁正中线　　　　　　　B. 超过咽腭弓
   C. 不超过咽腭弓　　　　　　　　　D. 不超过舌腭弓

8. 正常人颈部不应该出现的是_____。
   A. 两侧对称　　　　　　　　　　　B. 活动自如
   C. 坐位时颈静脉不显露　　　　　　D. 有血管杂音

9. 以下疾病引起颈动脉搏动，_____除外。
   A. 主动脉瓣关闭不全　　　　　　　B. 左心衰竭
   C. 甲状腺功能亢进　　　　　　　　D. 重度贫血

10. 甲状腺Ⅱ度肿大的表现是_____。
    A. 体表看得到且可触及，但不超过胸锁乳突肌
    B. 体表看得到但触不到
    C. 体表看得到且可触及，超过胸锁乳突肌
    D. 体表看不到但触的到

（李栩）

【答案】　1. D　2. C　3. C　4. D　5. A　6. B　7. C　8. D　9. B　10. A

心脏体格检查

学习目标

- 掌握心脏体格检查的目的。
- 掌握心脏体格检查所需物品准备。
- 掌握心脏体格检查的操作流程。
- 熟悉心脏体格检查的注意事项。

授课方法

- 提问学员心脏体格检查的目的、注意事项。
- 播放视频。
- 暂停视频,向学员展示心脏体格检查的各项物品、病员准备。
- 继续播放视频。
- 暂停视频,讲解心脏体格检查中视诊的3个内容、2个视角。
- 继续播放视频。
- 暂停视频,讲解心脏体格检查中触诊的3个内容,提问心尖搏动的位置及范围。
- 继续播放视频。
- 暂停视频,讲解心脏体格检查中叩诊的顺序、手法,提问正常心脏相对浊音界。
- 继续播放视频,直至结束。
- 展示各瓣膜听诊区位置,讲解听诊内容,提问经典的心脏杂音。
- 学员每2人配合,分组练习。
- 本部分结束,询问学员有无问题。

用物准备

序 号	物 品	数量(件)	备 注
1	口罩	若干	每学员1个
2	帽子	若干	每学员1个
3	听诊器	2	每工作台1个
4	直尺	4	每工作台2把
5	记号笔	2	每工作台1支

体格检查

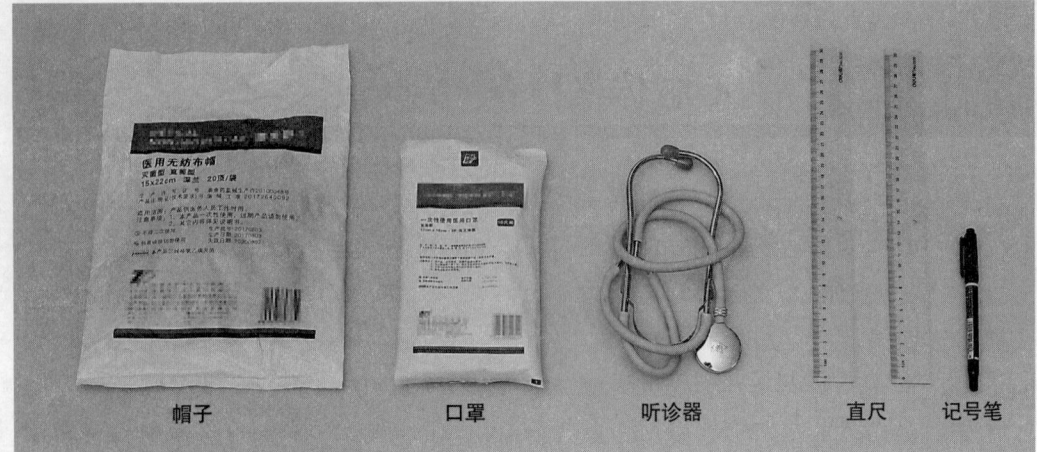

帽子　　口罩　　听诊器　　直尺　　记号笔

材料对照彩图

授课流程

时间	大章节	内容（时长）	授课方式
00:00～01:00	目的、适应证、注意事项	心脏体格检查的目的、适应证、注意事项（01'00"）	讨论
01:00～03:00	操作前准备	操作前准备（00'50"）	视频
		讨论（01'10"）	导师主持
03:00～14:00	操作过程	心脏视诊（00'35"）	视频
		讲解心脏视诊3个内容（01'25"）	导师示范
		心脏触诊（00'45"）	视频
		讲解操作要点并提问（01'15"）	导师讲解、示范
		心脏叩诊（02'30"）	视频
		讲解叩诊顺序及手法并提问（01'30"）	导师示范
		心脏听诊（01'30"）	视频
		展示各心脏瓣膜区位置并提问（01'30"）	导师讲解、示范
14:00～60:00	练习	2人一组练习	学员练习
60:00～		结束	

注：本部分授课时长60 min，导师与学员比例（1:10）～（1:8）。

课后习题

1. 正常人心尖搏动位于左侧第5肋间锁骨中线内侧_____。
   A. 0.5～1.0 cm	B. 0.5～1.5 cm	C. 1.5～2.0 cm
   D. 2.0～2.5 cm	E. 2.5～3.0 cm

2. 正常人心尖搏动范围直径为_____。
   A. 0.5～1.0 cm	B. 1.5～2.0 cm	C. 1.0～1.5 cm
   D. 2.0～2.5 cm	E. 2.0～3.0 cm

3. 心尖搏动点向左下移位常见于_____。
   A. 右心房增大	B. 心包积液	C. 右心室增大
   D. 左心室增大	E. 左心房增大

4. 心前区触到心包摩擦感提示_____。
   A. 夹层动脉瘤	B. 主动脉瓣狭窄	C. 二尖瓣狭窄
   D. 右侧胸膜炎	E. 心包炎

5. 扩张型心肌病最主要的体征是_____。
   A. 心脏扩大	B. 第三心音奔马律	C. 第四心音奔马律
   D. 心音低钝	E. 心律失常

6. 取坐位叩诊心界，心影呈烧瓶样见于_____。
   A. 心包积液	B. 肥厚性心肌病	C. 缩窄性心包炎
   D. 扩张性心肌病	E. 心肌炎

7. 心包摩擦音与胸膜摩擦音的鉴别主要靠_____。
   A. 摩擦音的部位	B. 摩擦音的性质	C. 病变的程度
   D. 屏住呼吸时听诊	E. 改变体位听诊

8. 关于瓣膜听诊区的位置不正确的是_____。
   A. 二尖瓣听诊区——心尖部
   B. 三尖瓣听诊区——剑突稍偏左或右
   C. 主动脉瓣第一听诊区——胸骨右缘第2肋间
   D. 主动脉瓣第二听诊区——胸骨右缘第3、4肋间
   E. 肺动脉瓣听诊区——胸骨左缘第2肋间

9. 心脏杂音听诊内容下列哪项不正确？
   A. 杂音的部位　　　　B. 杂音的时期　　　　C. 杂音强度均应分级
   D. 杂音的性质　　　　E. 杂音传导的方向

10. 男性患者，24岁。因劳力时气短就诊，体格检查发现胸骨左缘第3～4肋间听到收缩期喷射性杂音，超声心动图示室间隔与左室后壁增厚，其比值＞1.3。最可能的诊断是_____。
    A. 冠心病　　　　　　B. 高血压性心脏病　　C. 肥厚型心肌病
    D. 心包炎　　　　　　E. 扩张性心肌病

（于萍）

【答案】 1. A　2. D　3. D　4. E　5. A　6. A　7. D　8. D　9. C　10. C

胸部体格检查

学习目标

- 掌握胸部的体表标志及人为划线。
- 掌握胸部体格检查的内容及异常的临床意义。
- 掌握胸部体格检查视、触、叩、听的内容。
- 熟悉触觉语颤的临床意义。
- 熟悉肺部叩诊的临床意义和肺界的叩诊方法。
- 熟悉肺下界及移动范围的正常值。

授课方法

- 提问学员胸部的体表标志及人为划线。
- 播放视频。
- 暂停视频,提问学员视诊内容,讲解注意事项,学员亲自操作。
- 继续播放视频。
- 暂停视频,提问学员触诊(前、侧胸壁)内容,讲解注意事项,学员亲自操作。
- 继续播放视频。
- 暂停视频,提问学员叩诊(前、侧胸壁)内容,讲解注意事项,学员亲自操作。
- 继续播放视频。
- 暂停视频,提问学员听诊(前、侧胸壁)内容,讲解注意事项,学员亲自操作。
- 继续播放视频。
- 暂停视频,提问学员触诊、叩诊、听诊(后胸壁)内容,讲解注意事项,学员亲自操作。
- 提问胸部的体表标志及胸部体格检查的内容,以及异常的临床意义。
- 本部分结束,询问学员有无问题。

体格检查

用物准备

序号	物品	数量（件）	备注
1	血压计	1	每工作台1个
2	听诊器	1	每工作台1个
3	帽子	若干	每学员1个
4	口罩	若干	每学员1个

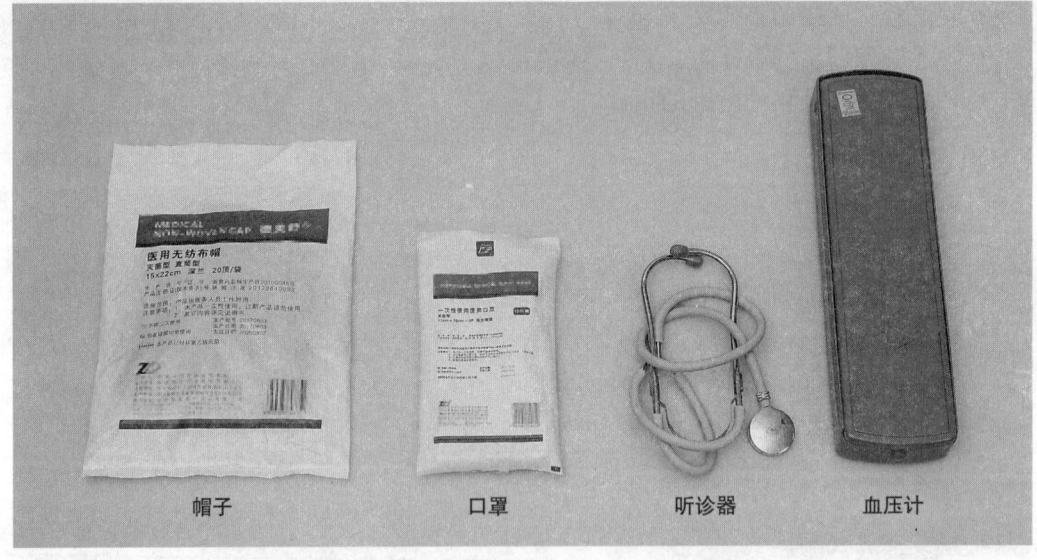

帽子　　　口罩　　　听诊器　　　血压计

材料对照彩图

授课流程

时间	大章节	内容（时长）	授课方式
00:00～03:00	胸部的体表标志及人为划线	讲解（02'00"）	导师讲解、示范学员练习
		讨论（01'00"）	
03:00～13:00	听诊	操作过程（02'00"）	视频
		练习（08'00"）	导师讲解、示范学员练习
13:00～23:00	触诊（前、侧胸壁）	操作过程（02'30"）	视频
		练习（07'30"）	导师讲解、示范学员练习

续表

时 间	大章节	内容（时长）	授课方式
23:00~ 33:00	叩诊（前、侧胸壁）	操作过程（01'47"）	视频
		练习（09'13"）	导师讲解、示范 学员练习
33:00~ 43:00	听诊（前、侧胸壁）	操作过程（02'13"）	视频
		练习（07'47"）	导师讲解、示范 学员练习
43:00~ 55:00	触诊、叩诊、听诊（后胸壁）	操作过程（03'59"）	视频
		练习（08'01"）	导师讲解、示范 学员练习
55:00~ 60:00	提问	提问	导师提问、总结
60:00~		结束	

注：本部分授课时长60 min，导师与学员比例（1：5）～（1：4）。

课后习题

1. Louis角是指下列哪个部位？
   A. 腹上角　　　　　　B. 胸骨下角　　　　　　C. 胸骨角
   D. 胸骨柄　　　　　　E. 胸骨体

2. 常用来计数胸椎的骨骼标志在_____之下为起点。
   A. 第5颈椎棘突　　　　B. 第1胸椎棘突　　　　C. 第6颈椎棘突
   D. 第7颈椎棘突　　　　E. 第4胸椎棘突

3. 用来确定肺下界的垂直线常使用下列哪组标志线？
   A. 腋前线、腋中线、肩胛线
   B. 锁骨中线、腋中线、肩胛线
   C. 腋后线、后正中线、胸骨旁线
   D. 锁骨中线
   E. 腋前线、腋中线、腋后线

4. 双侧肺下界在锁骨中线、腋中线、肩胛线分别位于第几肋间？
   A. 7、9、11　　　　　B. 6、8、10　　　　　C. 5、7、9
   D. 10、12、12　　　　E. 右为6、8、10，左为5、7、9

5. 三凹征是指_____。
   A. 吸气时，胸骨上窝、锁骨上窝、肋间隙向内凹陷
   B. 呼气时，胸骨上窝、锁骨上窝、肋间隙向内凹陷
   C. 吸气时，胸骨上窝、腹部、肋间隙向内凹陷
   D. 呼气时，胸骨上窝、腹部、肋间隙向内凹陷
   E. 吸气时，腹上角、肋间隙、锁骨上窝凹陷

6. 肺部叩诊时，除下列哪种疾病外，叩诊音均可有改变？
   A. 大叶性肺炎
   B. 中等量的胸腔积液
   C. 病灶距胸部表面 5 cm 以内，直径小于 3 cm 的支气管肺炎
   D. 肺气肿
   E. 肺梗死

7. 下列疾病听诊时语音共振均减弱，_____除外。
   A. 支气管阻塞   B. 肺气肿   C. 慢性支气管炎
   D. 胸膜增厚   E. 胸腔积液

8. 下列哪种情况肺泡呼吸音不减弱？
   A. 发热   B. 胸痛   C. 重症肌无力
   D. 慢性支气管炎   E. 胸腔积液

9. 正常情况下，下列哪个部位不能听到支气管呼吸音？
   A. 喉部   B. 胸骨上窝   C. 肩胛下部
   D. 背部第6、7颈椎处   E. 第1、2胸椎附近

10. 某青年男性患者受凉后畏寒、发热、咳嗽、右侧胸痛5天。体格检查：急性热病容，右侧肺呼吸运动减弱，语音震颤增强，右下肺可闻支气管呼吸音及胸膜摩擦音。最可能的诊断是_____。
    A. 右侧大叶性肺炎
    B. 右支气管炎并胸腔积液
    C. 右侧大叶性肺炎并胸膜炎
    D. 胸膜炎
    E. 右上肺结核

（张路）

【答案】 1. C 2. D 3. B 4. B 5. A 6. C 7. C 8. A 9. C 10. C

腹部体格检查

学习目标

- 掌握腹部体格检查的目的。
- 掌握腹部体格检查的体位。
- 掌握腹部检查的内容、方法、步骤及临床意义。
- 熟悉腹部体格检查的注意事项。

授课方法

- 播放视频。
- 暂停视频,提问学员腹部体格检查用物准备和体位准备。
- 继续播放视频。
- 暂停视频,提问学员充分暴露腹部的范围。
- 继续播放视频。
- 暂停视频,体表标志及分区。
- 继续播放视频。
- 暂停视频,讲解操作要点。
- 继续播放视频,直至结束。
- 提问腹部体格检查目的、各检查项目异常的判断及其临床意义。
- 学员每2人配合,分组练习。
- 本部分结束,询问学员有无问题。

用物准备

序 号	物 品	数量（件）	备 注
1	血压计	2	每工作台1个
2	听诊器	2	每工作台1个
3	帽子	12	每工作台6个
4	口罩	12	每工作台6个

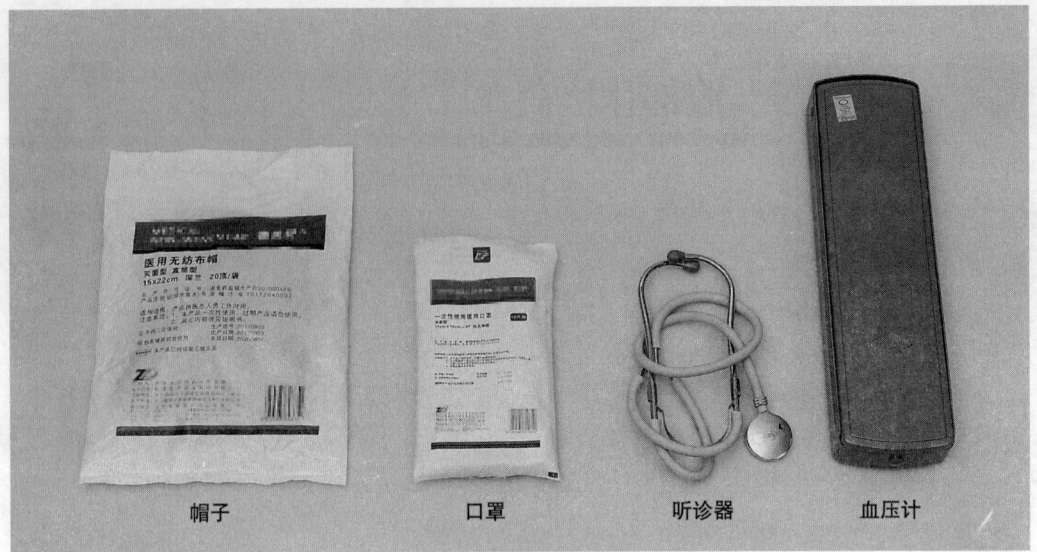

| | 帽子 | 口罩 | 听诊器 | 血压计 |

材料对照彩图

授课流程

时 间	大 章 节	内 容（时长）	授 课 方 式
00:00～02:00	目的、学习要求、注意事项	目的、学习要求、注意事项（00'45"）	视频
		讨论（01'15"）	讨论
02:00～05:00	操作前准备	操作前准备（01'53"）	视频
		讨论（01'07"）	导师主持
05:00～12:00	操作过程	体位及腹部体表标志、分区（00'30"）	视频
		操作过程（01'52"）	视频
		讲解操作要点（05'00"）	导师讲解、示范
		注意事项（30"）	视频
12:00～14:00	注意事项	提问（01'30"）	导师提问
		分两组练习	学员练习
14:00～60:00	练习	分两组练习	学员练习
60:00～		结束	

注：本部分授课时长60 min，导师与学员比例（1∶10）～（1∶8）。

课后习题

1. 关于腹部膨隆的叙述，下列哪项是正确的？
   A. 成年人平卧时，前腹壁大致处于肋缘至耻骨联合平面
   B. 坐起时脐以下部分稍前凸
   C. 小儿腹部高于肋缘及耻骨水平
   D. 肥胖者腹部高于肋缘及耻骨水平
   E. 平卧时前腹壁明显高于肋缘及耻骨水平

2. 检查某腹壁静脉曲张患者，脐以上血流方向由下至上，脐以下血流由上至下。该患者符合下列哪项？
   A. 上腔静脉阻塞　　　　B. 下腔静脉阻塞　　　　C. 门静脉高压或门静脉阻塞
   D. 髂内静脉阻塞　　　　E. 髂外静脉阻塞

3. 振水音的患者，常见于_____。
   A. 肝硬化　　　　B. 肝脓肿　　　　C. 腹膜炎
   D. 幽门梗阻

4. 下列哪项不会出现振水音？
   A. 正常人餐后1 h　　　　B. 幽门梗阻　　　　C. 正常人清晨空腹
   D. 胃扩张　　　　E. 正常人大量饮水后

5. 上腹部出现明显胃蠕动波，常见于_____。
   A. 急性胃炎　　　　B. 慢性胃炎　　　　C. 胃癌
   D. 溃疡病　　　　E. 幽门梗阻

6. 腹式呼吸减弱的原因应除外_____。
   A. 腹水
   B. 急性腹痛
   C. 胃肠穿孔所致急性腹膜炎或膈麻痹
   D. 腹内巨大肿物
   E. 足月妊娠

7. 下列哪种病变可使肝浊音界下移？
   A. 肺不张　　　　B. 肺气肿　　　　C. 大叶性肺炎
   D. 肝硬化　　　　E. 肝脓肿

8. 感到液波震颤时,游离腹水量至少达_____。
   A. 1 000 mL　　　　　B. 2 000 mL　　　　　C. 1 500 mL
   D. 2 500 mL　　　　　E. 3 000～4 000 mL

9. 男性患者,40岁,畏寒、发热6天,肝区疼痛1天。腹部体查:肝右肋下2 cm,质软,触痛,边缘整齐,肝右侧肋间隙局限性压痛,并有叩击痛。该患者最可能的诊断是_____。
   A. 肝癌　　　　　　　B. 肝炎　　　　　　　C. 肝脓肿
   D. 多囊肝　　　　　　E. 肝包虫病

10. 腹部移动性浊音阳性,游离腹水量至少达_____。
    A. 300 mL　　　　　B. 500 mL　　　　　　C. 800 mL
    D. 1 000 mL　　　　E. 1 500 mL

11. 诊断阑尾炎的重要依据是_____。
    A. 早期上腹痛或脐周痛
    B. 右下腹压痛
    C. 右下腹包块
    D. 右下腹 Mc Burney 点有显著而固定的压痛与反跳痛
    E. 早期上腹痛后转为右下腹痛

(钟岚)

【答案】 1. E　2. C　3. D　4. C　5. E　6. C　7. B　8. E　9. C　10. D　11. D

脊柱与四肢体格检查

学习目标
- 掌握脊柱与四肢体格检查的目的。
- 掌握脊柱与四肢体格检查所需物品准备。
- 掌握脊柱与四肢体格检查的操作流程。
- 熟悉异常体征的临床意义。

授课方法
- 播放视频。
- 暂停视频,提问学员脊柱与四肢体格检查的目的、原则及注意事项。
- 继续播放视频。
- 暂停视频,向学员展示各项物品检查方法、病员准备。
- 继续播放视频。
- 暂停视频,向学员展示脊柱活动度的检查方法。
- 继续播放视频。
- 暂停视频,向学员展示浮髌试验的检查方法。
- 继续播放视频,直至结束。
- 提问肌力的分级以及部分异常体征阳性的临床意义。
- 学员每2人配合,分组练习。
- 本部分结束,询问学员有无问题。

用物准备

序 号	物 品	数量(件)	备 注
1	帽子	12	每学员1个
2	叩诊锤	2	每工作台1个
3	卷尺	2	每工作台1个
4	医用量角器	2	每工作台1个
5	口罩	12	每学员1个

体格检查

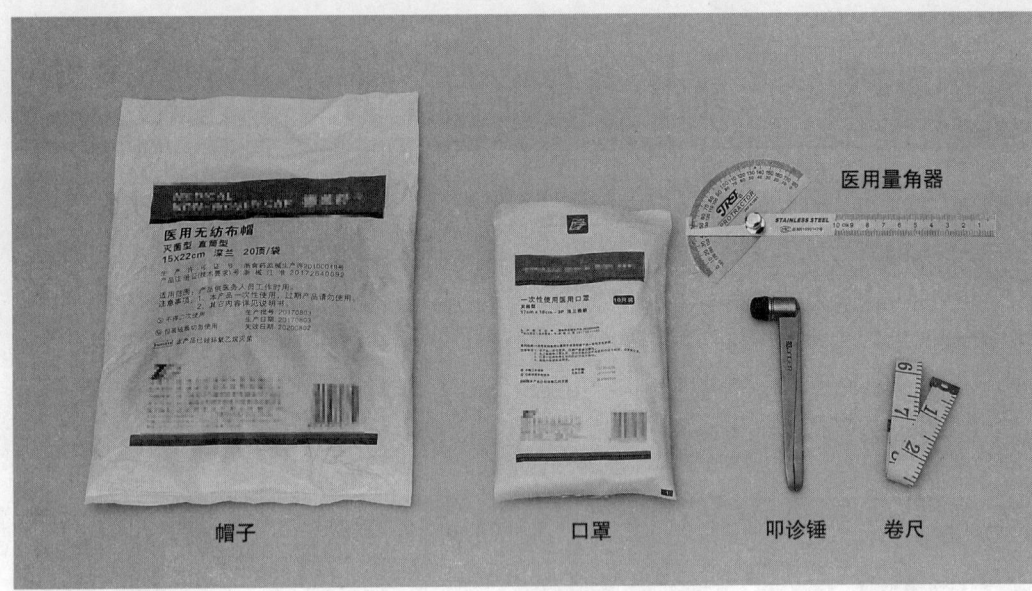

帽子　　　口罩　　　叩诊锤　卷尺

医用量角器

材料对照彩图

授课流程

时间	大章节	内容（时长）	授课方式
00:00~02:00	目的、适应证、注意事项	脊柱与四肢体格检查的目的、适应证注意事项（00'45"）	视频
		讨论（01'15"）	讨论
02:00~05:00	操作前准备	操作前准备（02'10"）	视频
		讨论（0'50"）	导师主持
05:00~30:00	操作过程	介绍体位（00'10"）	视频
		示范脊柱活动度的检查方法（00'30"）	导师示范
		操作过程（20'00"）	视频
		讲解操作要点（04'20"）	导师讲解、示范
30:00~35:00	注意事项	注意事项（45"）	视频
		提问（04'15"）	导师提问
35:00~60:00	练习	分两组练习	学员练习
60:00~		结束	

注：本部分授课时长 60 min，导师与学员比例（1∶10）~（1∶8）。

课后习题

1. 关于膝内、外翻的叙述，下列哪项是不正确的？
   A. 正常人双脚并拢直立时，两膝及双踝均能靠拢
   B. 如双脚内踝靠拢时，两膝部因双侧胫骨向外侧弯曲而呈"O"形，称膝内翻
   C. 当双膝关节靠拢时，两小腿斜向外方呈"X"形弯曲，使两脚内踝分离，称膝外翻
   D. 膝内、外翻多见于先天性畸形
   E. 膝内、外翻可见于佝偻病和大骨节病

2. 脊柱的活动度检查包括_____。
   A. 前屈　　　　　　　B. 后伸　　　　　　　C. 左右侧弯
   D. 旋转运动　　　　　E. 以上都是

3. 青少年时期出现脊柱后凸，多见于_____。
   A. 佝偻病　　　　　　B. 胸椎结核　　　　　C. 类风湿性脊柱炎
   D. 骨质退行性变　　　E. 椎间盘脱出

4. 体格检查发现患者棘突间及棘突两侧压痛以及向下肢放射的叩击痛，首先考虑以下哪种疾病？
   A. 急性腰肌劳损　　　B. 脊柱结核　　　　　C. 脊柱骨折
   D. 椎间盘突出症者　　E. 以上均不正确

5. 以下哪项是肩关节脱位可能出现的体征？
   A. Allis征　　　　　　B. Dugas征　　　　　C. Lasegue征
   D. Trendenburg征　　E. Fenz征

6. 老年人骨质疏松退行性变时，常出现_____。
   A. 脊柱前凸　　　　　B. 脊柱后凸　　　　　C. 脊柱侧凸
   D. 杵状指　　　　　　E. 匙状指

7. 爪形手可见于以下哪种疾病？
   A. 尺神经损伤　　　　B. 进行性肌萎缩　　　C. 脊髓空洞症
   D. 麻风　　　　　　　E. 以上全部

8. 以下哪个方向上的运动是肘关节所不具备的？
   A. 内收　　　　　　　B. 旋后　　　　　　　C. 屈曲
   D. 伸直　　　　　　　E. 旋前

9. 脊柱的生理弯曲包括_____。
   A. 颈曲
   B. 胸曲
   C. 腰曲
   D. 骶曲
   E. 以上都是

10. 检查髋关节运动功能时，以下哪项是不正确的?
    A. 屈曲时股前部与腹壁相贴
    B. 后伸可达30°
    C. 外展约80°
    D. 内收约24°
    E. 外旋与内旋各45°

（马敏）

【答案】 1.D 2.E 3.B 4.D 5.B 6.B 7.E 8.A 9.E 10.C

神经系统体格检查

学习目标

- 掌握神经系统体格检查的目的。
- 掌握神经系统体格检查所需物品准备。
- 掌握神经系统体格检查的正确步骤、手法。
- 熟悉神经系统体格检查的注意事项。

授课方法

- 介绍神经系统体格检查的导师、课程的目的、授课方式及考核办法。
- 播放视频。
- 暂停视频，提问学员，了解对神经系统体格检查相关知识的掌握情况。
- 继续播放视频。
- 暂停视频，向学员展示神经系统体格检查的各项物品、病员准备。
- 继续播放视频。
- 暂停视频，讨论神经系统体格检查中一般检查的方法和意义判断。
- 继续播放视频。
- 暂停视频，讲解颅神经检查的方法，重点是眼球运动、调节反射、对光反射检查。
- 继续播放视频。
- 暂停视频，讨论运动系统检查包括的内容和检查方法。
- 继续播放视频。
- 暂停视频，讨论感觉系统检查的组成。
- 继续播放视频。
- 暂停视频，讲解生理反射的组成。重点讲解浅反射中的壁反射的检查手法。
- 继续播放视频。
- 暂停视频，讲解深反射的组成。讲解肱二头肌反射、膝反射、踝反射的检查方法，以及正常、异常的判别。
- 继续播放视频。
- 暂停视频，讲解病理反射的原因和阳性表现的意义。讲解巴宾斯基征、夏道克征、戈登征和奥贲汉姆征的检查手法。

- 继续播放视频。
- 暂停视频，讲解脑膜刺激征的组成。讲解颈项强直、克氏征、布氏征的检查手法和阳性结果的表现。
- 继续播放视频，直到结束。
- 总结。讨论整个神经系统体格检查的流程、手法。强调规范和结合患者病史的重点体格检查的意义。
- 学员每2人配合，分组练习。
- 本部分结束，询问学员有无问题。

用物准备

序 号	物 品	数量（件）	备 注
1	口罩	若干	每学员1个
2	帽子	若干	每学员1个
3	叩诊锤	若干	每2学员1把
4	手电筒	若干	每2学员1个
5	棉签	若干	每组学员1包
6	听诊器	若干	每2学员1个
7	血压计	2	每工作台1个

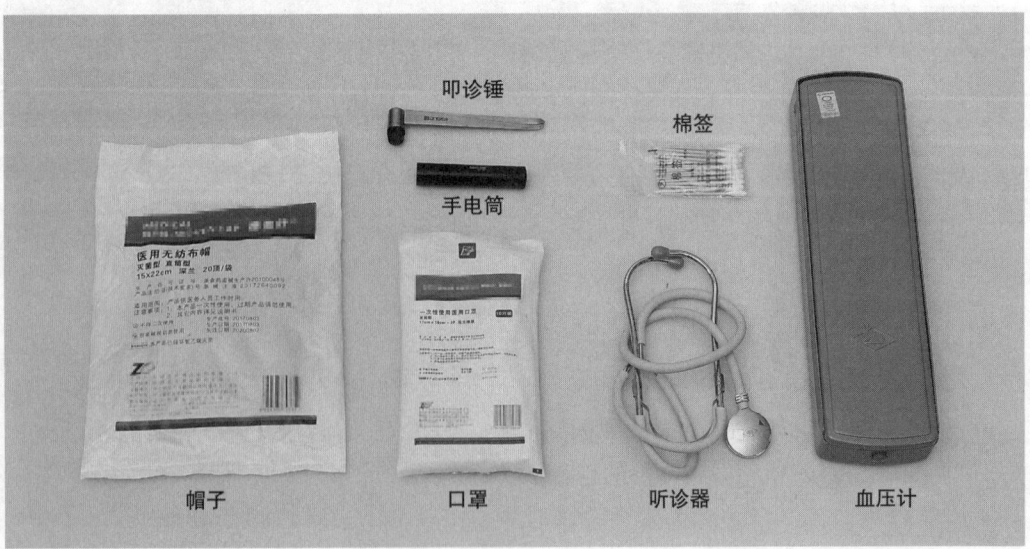

材料对照彩图

授课流程

时间	大章节	内容（时长）	授课方式
00:00～03:00	概述	神经系统体格检查的特点、规则（01'43″）	视频
		讨论（01'17″）	导师主持
03:00～05:00	一般检查	操作过程（00'21″）	视频
		讨论（01'39″）	导师主持
05:00～08:00	颅神经检查	操作过程（00'46″）	视频
		讨论（02'14″）	导师主持
08:00～14:00	运动系统检查	操作过程（02'14″）	视频
		讨论（01'46″）	导师主持
14:00～17:00	感觉系统检查	操作过程（01'30″）	视频
		讨论（01'30″）	导师主持
17:00～22:00	反射检查	操作过程（02'33″）	视频
		讨论（02'27″）	导师主持
22:00～23:00	自主神经系统检查	讨论（01'00″）	导师主持
23:00～60:00	练习	分两组练习	学员练习
60:00～		结束	

注：本部分授课时长60 min，导师与学员比例（1∶10）～（1∶8）。

课后习题

1. 以下关于肌力的说法哪项不正确？
   A. 0级——完全瘫痪
   B. 1级——肢体可以水平移动
   C. 3级——肢体可抵抗重力，不能抵抗阻力
   D. 4级——肢体可抵抗阻力，但较正常弱

2. 浅反射不包括_____。
   A. 角膜反射　　　　B. 腹壁反射　　　　C. 咽反射
   D. 肛门反射　　　　E. 膝反射

3. 以下哪项属于复合感觉?
   A. 位置觉　　　　　　B. 运动觉　　　　　　C. 图形觉
   D. 震动觉　　　　　　E. 温度觉

4. 以下哪项除外可以作为评价共济运动的检查?
   A. 指鼻试验　　　　　B. 跟膝胫试验　　　　C. 闭目难立征
   D. 克氏征　　　　　　E. 轮替试验

5. 以下哪三对颅神经支配眼球运动?
   A. 动眼神经、外展神经、三叉神经
   B. 面神经、三叉神经、动眼神经
   C. 动眼神经、外展神经、滑车神经
   D. 三叉神经、外展神经、面神经
   E. 视神经、动眼神经、外展神经

6. 角膜反射的传入神经是_____。
   A. 视神经　　　　　　B. 动眼神经　　　　　C. 三叉神经
   D. 面神经　　　　　　E. 前庭神经

7. 光反射的传出神经是_____。
   A. 视神经　　　　　　B. 动眼神经　　　　　C. 面神经
   D. 三叉神经　　　　　E. 滑车神经

8. 以下哪项属于病理反射?
   A. Kerning征　　　　　B. Lasegue征　　　　　C. Babinski征
   D. 跟腱反射　　　　　E. 跖反射

9. 中腹壁反射的中枢为_____。
   A. $L_1 \sim L_2$　　　　　B. $T_7 \sim T_8$　　　　　C. $C_6 \sim C_7$
   D. $T_9 \sim T_{10}$　　　　E. $T_{11} \sim T_{12}$

10. 以下不属于深反射的是_____。
    A. 肱二头肌反射　　　B. 桡骨膜反射　　　　C. 跖反射
    D. 跟腱反射　　　　　E. 膝反射

(鲍欢)

【答案】 1. B 2. E 3. C 4. D 5. C 6. C 7. B 8. C 9. D 10. C

乳房检查

学习目标

- 掌握乳房检查的目的。
- 掌握乳房检查的适应证和准备。
- 掌握乳房检查的操作步骤。
- 熟悉乳房检查的注意事项。

授课方法

- 播放视频。
- 暂停视频,提问学员乳房检查的目的和适应证。
- 继续播放视频。
- 暂停视频,向学员展示乳房检查的准备物品和注意事项。
- 继续播放视频。
- 暂停视频,向学员讲解视诊的规范步骤和注意要点,并适当提问。
- 继续播放视频。
- 暂停视频,向学员讲解触诊的规范步骤和注意要点,并适当提问。
- 继续播放视频,直至结束。
- 提问乳房检查的目的、检查过程、不同乳腺肿瘤的触诊特点。
- 学员每8人一组,分两组练习。
- 本部分结束,询问学员有无问题。

用物准备

序 号	物 品	数量(件)	备 注
1	乳房检查模型	2	每组1个
2	口罩	16	每工作台8套
3	帽子	16	每工作台8套

体格检查

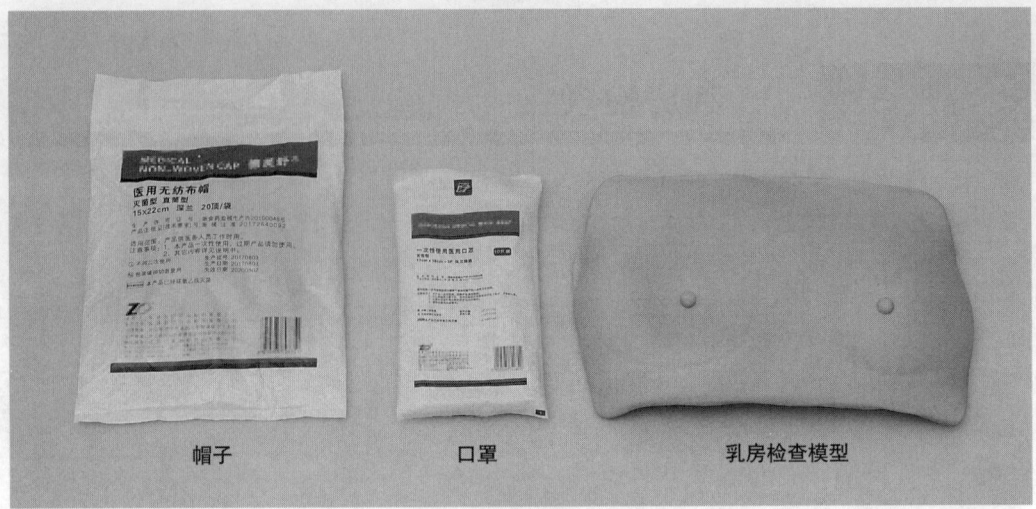

| 帽子 | 口罩 | 乳房检查模型 |

材料对照彩图

授课流程

时 间	大章节	内容（时长）	授课方式
00:00~02:00	目的、适应证、注意事项	开场白（1'34"）	视频
		乳腺检查目的（00'26"）	导师讲解
02:00~04:00	操作前准备	操作前准备（00'28"）	视频
		讨论（03'32"）	导师主持
04:00~14:00	操作过程	视诊操作过（00'40"）	视频
		视诊注意点（1'20"）	导师示范
		触诊操作过程（03'03"）	视频
		讲解操作要点、导师示范（04'57"）	导师讲解、示范
10:00~15:00	注意事项	注意事项（01'00"）	视频
		讨论、提问（04'00"）	导师提问
15:00~60:00	练习	分两组练习	学员练习
60:00~		结束	

注：本部分授课时长 60 min，导师与学员比例（1∶10）~（1∶8）。

课后习题

1. 乳腺癌发生的最常见部位是_____。
   A. 乳头部位   B. 内上象限   C. 外上象限
   D. 内下象限   E. 外下象限

2. 乳腺癌侵犯cooper韧带引起何种体征？
   A. 橘皮样变   B. 乳头内陷   C. 酒窝征
   D. 局部水肿   E. 铠甲胸

3. 年轻女性，右乳触及一肿块，质韧、界清、无触痛、活动度佳。超声提示低回声占位。最可能的诊断是_____。
   A. 乳腺病   B. 纤维腺瘤   C. 乳腺癌
   D. 乳腺囊肿   E. 乳腺炎

4. 中年女性，左乳肿块一周。体格检查：左乳外侧象限一肿块，质硬、界欠清、无触痛、活动度小。最可能的诊断是_____。
   A. 乳腺   B. 纤维腺瘤   C. 乳腺癌
   D. 乳腺囊肿   E. 乳腺炎

5. 患者双乳头溢液数月就诊。体格检查：双乳未触及明显肿块，按压乳晕见双乳头多孔浆液性溢液。最可能的诊断为_____。
   A. 乳腺病   B. 乳腺炎   C. 乳腺癌
   D. 乳腺囊肿   E. 高泌乳素血症

6. 家族性遗传性乳腺癌基因为_____。
   A. *BRCA*   B. *Her-2*   C. *ER/PR*
   D. *P53*   E. *Ki-67*

7. 双乳触诊的顺序_____。
   A. 先左侧后右侧，外上象限→内上→内下→外上→中央区→腋尾部
   B. 先左侧后右侧，外上象限→外下→内下→内上→中央区→腋尾部
   C. 先健侧后患侧，外上象限→外下→内下→内上→中央区→腋尾部
   D. 先健侧后患侧，外上象限→外下→内下→内上→中央区→腋尾部

8. 乳腺癌最常见转移途径为_____。
   A. 肺   B. 肝   C. 锁骨上淋巴结
   D. 腋窝淋巴结   E. 锁骨下淋巴结

9. 乳腺癌恶性程度最高的为＿＿＿＿。
   A. 炎性乳癌　　　　　B. 浸润性腺癌　　　　　C. 浸润性导管癌
   D. 印戒细胞癌　　　　E. 乳头湿疹样癌

10. 乳房检查不正确的方法为＿＿＿＿。
    A. 患者坐位、双臂自然下垂
    B. 手术掌面放置于乳房上按顺序触诊
    C. 依次检查乳腺的六个区域
    D. 检查腋下淋巴结时患者上肢放松
    E. 检查锁骨下淋巴结时可要求患者耸肩

（丁涵之）

【答案】1. C　2. C　3. B　4. C　5. E　6. A　7. C　8. D　9. A　10. E

男性生殖器检查

学习目标
- 掌握男性生殖器检查的内容。
- 掌握男性生殖器检查的注意事项。

授课方法
- 播放视频。
- 暂停视频,向学员展示各项检查方法、病员准备。
- 继续播放视频。
- 暂停视频,向学员展示尿道外口触诊手法。
- 继续播放视频。
- 暂停视频,向学员展示阴囊、精索触诊手法。
- 继续播放视频。
- 暂停视频,向学员展示透光试验手法。
- 继续播放视频。
- 暂停视频,向学员展示直肠指检手法。
- 继续播放视频至结束。
- 学员每2人配合,分组练习。
- 本部分结束,询问学员有无问题。

用物准备

序 号	物 品	数量(件)	备 注
1	润滑剂	2	每工作台1个
2	男性生殖器检查模型	2	每工作台1个
3	无菌手套	12	每工作台6副
4	帽子	12	每工作台6个
5	口罩	12	每工作台6个
6	手电筒	2	每工作台1个
7	无菌纱布	若干	每学员1块

体格检查

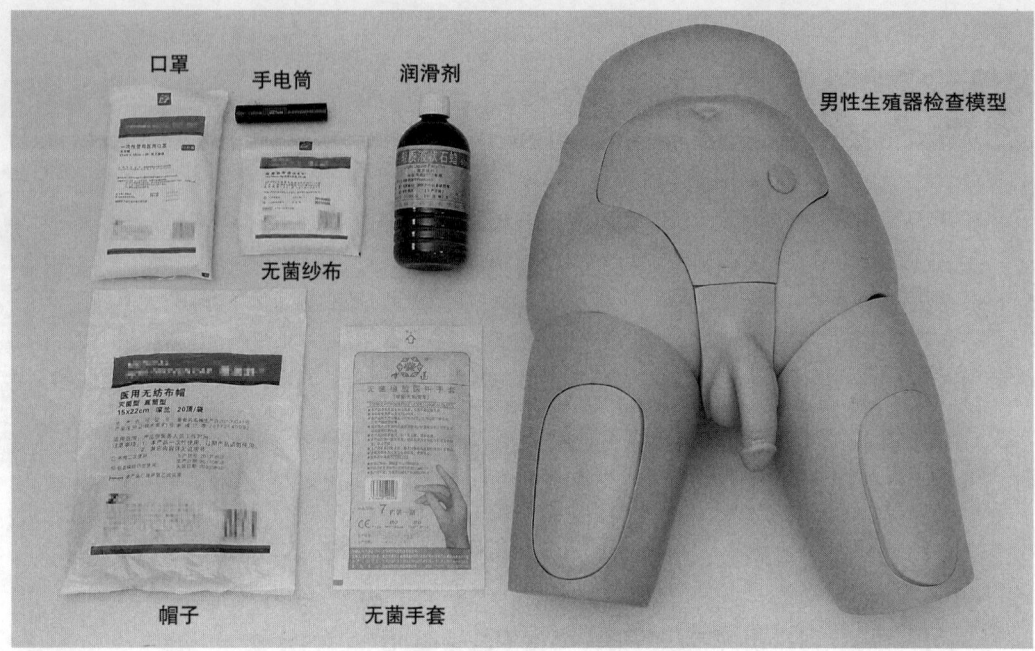

材料对照彩图

授课流程

时间	大章节	内容（时长）	授课方式
00:00~02:00	目的、适应证、注意事项	男性外生殖器体格检查目的、适应证、注意事项（00'45"）	视频
		讨论（01'15"）	导师主持
02:00~05:00	操作前准备	操作前准备（01'53"）	视频
		讨论（01'07"）	导师主持
05:00~12:00	操作过程	体位及球囊面罩使用（00'30"）	视频
		示范球囊面罩使用（00'30"）	导师示范
		操作过程（01'52"）	视频
		讲解操作要点（05'00"）	导师讲解、示范
12:00~14:00	注意事项	注意事项（30"）	视频
		提问（01'30"）	导师提问
14:00~60:00	练习	分两组练习	学员练习
60:00~		结束	

注：本部分授课时长60 min，导师与学员比例（1：10）~（1：8）。

课后习题

1. 男性生殖道结核主要检体格检查征为_____。
   A. 透光试验阳性　　　　　　　　B. 睾丸肿痛
   C. 发热　　　　　　　　　　　　D. 精索串珠样改变

2. 透光试验阳性常见于_____。
   A. 睾丸肿瘤　　　　　　　　　　B. 睾丸鞘膜积液
   C. 附睾炎　　　　　　　　　　　D. 睾丸结核

3. 2岁患儿，左阴囊可复性包块，透光试验阳性，考虑_____。
   A. 腹股沟斜疝　　　　　　　　　B. 腹股沟直疝
   C. 精索鞘膜积液　　　　　　　　D. 交通性鞘膜积液

4. 以下哪项可以不是前列腺癌的表现？
   A. 肛门指检前列腺质地坚硬　　　B. 肛门指检前列腺增大
   C. 前列腺特异抗原（PSA）升高　　D. 核磁共振（MR）检查提示外周带结节

5. 关于前列腺增生的描述，以下哪项不正确？
   A. 多以排尿症状为主要表现　　　B. 前列腺体积增大
   C. 可出现尿潴留　　　　　　　　D. 肛门指检可确诊

6. 睾丸进行性增大，质地硬，透光试验阴性，考虑_____。
   A. 睾丸肿瘤　　　　　　　　　　B. 鞘膜积液
   C. 精索静脉曲张　　　　　　　　D. 附睾炎

7. 斜疝与鞘膜积液鉴别意义的检查是_____。
   A. 可复性包块　　　　　　　　　B. 咳嗽冲击试验
   C. 透光试验　　　　　　　　　　D. 注水试验

8. 以下哪项不是睾丸扭转表现？
   A. 阴囊抬高疼痛无缓解　　　　　B. 阴囊抬高疼痛缓解
   C. 睾丸横位　　　　　　　　　　D. B超睾丸血流减少

9. 经直肠指检应在监测PSA_____。
   A. 之前　　　　　　　　　　　　B. 之后
   C. 同时　　　　　　　　　　　　D. 无影响

10. 24岁男性患者，尿潴留就诊，直肠指检示肛门括约肌松弛，既往有脊柱损伤病史，考虑_____。
   A. 前列腺增生　　　　　　　　B. 前列腺炎
   C. 尿道狭窄　　　　　　　　　D. 神经源性膀胱

（李容炳）

【答案】1. D　2. B　3. D　4. B　5. D　6. A　7. C　8. B　9. B　10. D

小儿生长发育体格测量

学习目标

- 掌握小儿生长发育体格测量的目的。
- 掌握小儿生长发育体格测量所需物品准备。
- 掌握小儿生长发育体格测量的操作流程。
- 熟悉小儿生长发育体格测量的注意事项。

授课方法

- 播放视频。
- 暂停视频,提问学员小儿生长发育体格测量的目的和操作前准备。
- 继续播放视频。
- 暂停视频,讲解体重测量操作要点。
- 继续播放视频。
- 暂停视频,讲解小儿身长测量操作要点。
- 继续播放视频。
- 暂停视频,讲解并示范头围测量操作要点。
- 继续播放视频。
- 暂停视频,讲解并示范胸围测量操作要点。
- 继续播放视频,直至结束。
- 提问注意事项,各年龄身高和体重估算公式、各年龄头围和胸围正常值、头围测量结果代表意义、如何判断生理性体重下降。
- 学员每2人配合,分组练习。
- 本部分结束,询问学员有无问题。

用物准备

序　号	物　品	数量(件)	备　注
1	口罩	12	每工作台6个
2	帽子	12	每工作台6个

续表

序 号	物 品	数量（件）	备 注
3	软尺	2	每工作台1个
4	磅秤	1	2个工作台合用1个
5	洗手液	2	每工作台1个
6	婴儿模拟人	2	每工作台1个
7	棉类垫布	2	每工作台1个
8	身长测量板	1	2个工作台合用1个

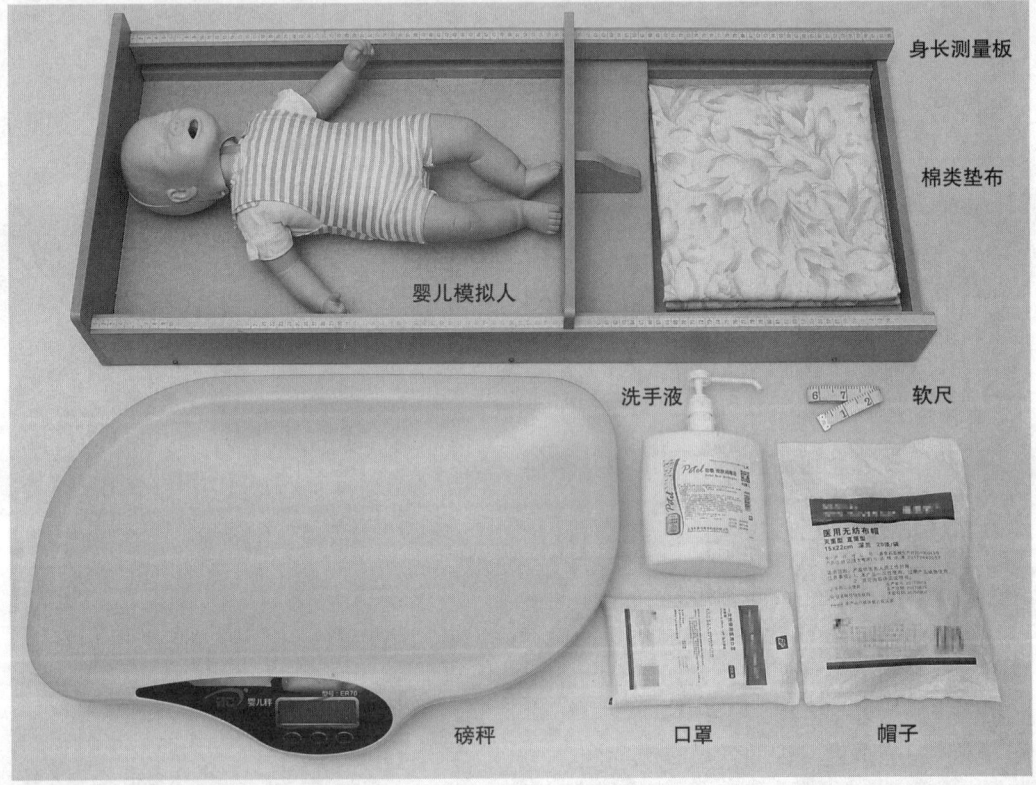

材料对照彩图

授课流程

时 间	大 章 节	内容（时长）	授课方式
00:00～03:00	目的、操作前准备	小儿生长发育体格测量的目的、操作前准备（00'44"）	视频
		讨论（02'16"）	讨论

续表

时 间	大 章 节	内容（时长）	授 课 方 式
03:00~06:00	体重测量	体重测量（00'44″）	视频
		讲解操作要点（02'16″）	导师讲解
06:00~10:00	身高测量	身高测量（01'05″）	视频
		讲解操作要点（02'55″）	导师讲解
10:00~13:00	头围测量	头围测量（00'21″）	视频
		讲解操作要点（02'39″）	导师讲解、示范
13:00~15:00	胸围测量	胸围测量（00'25″）	视频
		讲解操作要点（01'35″）	导师讲解、示范
15:00~20:00	注意事项	注意事项（00'24″）	视频
		提问（04'36″）	导师提问
20:00~60:00	练习	分两组练习	学员练习
60:00~		结束	

注：本部分授课时长60 min，导师与学员比例（1∶10）~（1∶8）。

课后习题

1. 胸围测量方法正确的是_____。
   A. 取平静呼吸时呼气时的读数
   B. 皮尺的起始点置于胸骨中线第5肋间
   C. 读数精确到小数点后2位
   D. 3岁以下只能取卧位测量
   E. 皮尺从乳头下缘，延肩胛骨下缘绕胸一周

2. 如婴幼儿哭闹无法进行体重测量时，可采用_____进行测量。
   A. 减差法　　　　　B. 扣除衣物法　　　　　C. 直接称重法
   D. 间接测量法　　　E. 按标准公式估算

3. 小儿体重测量的意义不包含_____。
   A. 反映儿童生长情况　　　　　B. 反映脂肪发育情况
   C. 是最易获得的反映营养状况的指标　　　D. 输液时计算输液量
   E. 给药时计算剂量

体格检查

4. 生理性体重下降的范围一般为出生体重的_____。
   A. 10%～20% B. 3%～9% C. 4%～6%
   D. 20%～25% E. 1%～5%

5. 婴幼儿头围测量软尺零点应固定在头部_____。
   A. 枕骨粗隆 B. 左耳上缘 C. 右侧眉弓上缘
   D. 右侧眉弓下缘 E. 眉心

6. 按公式计算，3岁小儿的身长应为_____ cm。
   A. 70 B. 81 C. 85
   D. 94 E. 100

7. 2岁小儿头围测量为52 cm，应考虑以下哪种疾病?
   A. 营养不良 B. 脑积水 C. 脑发育不全
   D. 病毒性脑炎 E. 中毒性脑病

8. 生理性体重下降一般发生在_____。
   A. 出生后第1周内 B. 出生后第2周内 C. 出生后第3周内
   D. 出生后第4周内 E. 出生后1个月内

9. 关于头围以下哪项是不正确的?
   A. 头围大小和脑发育密切相关 B. 新生儿平均头围约34 cm
   C. 1岁时头围约46 cm D. 2岁时头围约48 cm
   E. 15岁时头围约50 cm

10. 正常8个月小儿按体重公式计算，标准体重为_____。
    A. 5 kg B. 6 kg C. 7 kg
    D. 8 kg E. 9 kg

（戎艳鸣）

【答案】 1. E 2. A 3. B 4. B 5. C 6. D 7. B 8. A 9. E 10. D

内科

胸腔穿刺术

学习目标

- 掌握胸腔穿刺术的目的。
- 掌握胸腔穿刺术所需物品准备。
- 掌握胸腔穿刺术的操作流程。
- 熟悉胸腔穿刺术的注意事项。

授课方法

- 播放视频。
- 暂停视频,提问学员胸腔穿刺术的目的、适应证、禁忌证。
- 继续播放视频。
- 暂停视频,向学员展示胸腔穿刺术的各项物品、病员准备。
- 继续播放视频。
- 暂停视频,向学员展示如何确定胸腔穿刺点及消毒方法。
- 继续播放视频。
- 暂停视频,讲解操作要点。
- 继续播放视频,直至结束。
- 提问胸腔穿刺术的操作要点。
- 学员每2人配合,分组练习。
- 本部分结束,询问学员有无问题。

用物准备

序号	物品	数量(件)	备注
1	胸腔穿刺模拟人	2	每工作台1个
2	胸腔穿刺包	2	每工作台2个
3	5 mL注射器	2	每工作台1个
4	50 mL注射器	2	每工作台1个
5	消毒用物	2	每工作台1瓶

续表

序 号	物 品	数量（件）	备 注
6	棉签	2	每工作台1包
7	2%利多卡因注射液	2	每工作台1支
8	无菌纱布	2	每工作台1包
9	胶布	2	每工作台1卷
10	无菌手套	12	每工作台6副
11	帽子	12	每工作台6个
12	口罩	12	每工作台6个
13	弯盘	2	每工作台1个

内科

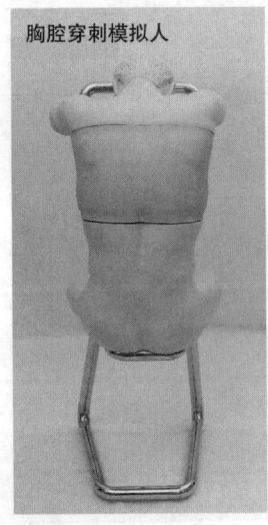

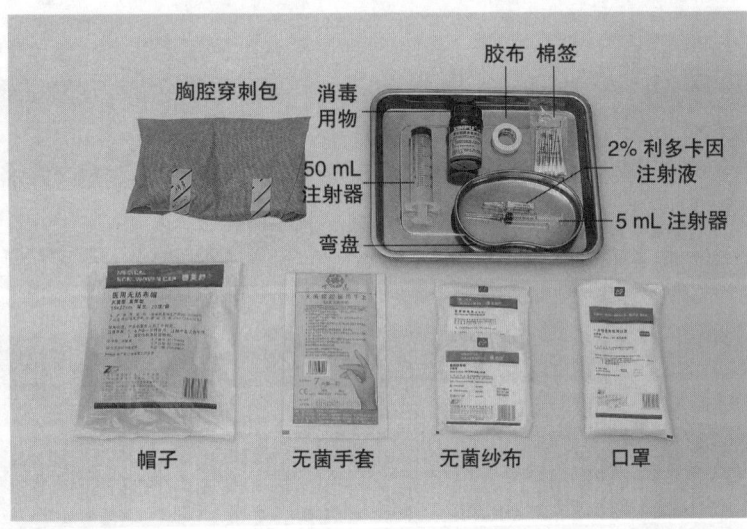

材料对照彩图

授课流程

时 间	大 章 节	内容（时长）	授课方式
00:00～03:30	目的、适应证、禁忌证及操作要点	气管插管目的、适应证、禁忌证及操作要点（02'25"）	视频
		讨论（01'05"）	导师主持
03:30～05:30	操作前准备	操作前准备（00'50"）	视频
		讨论（01'10"）	导师主持

续表

时　间	大章节	内容（时长）	授课方式
05:30～20:00	操作过程	体位及胸腔穿刺点选择（01'00"）	视频
		示范如何选择胸腔穿刺点（00'30"）	导师示范
		操作过程（07'55"）	视频
		讲解操作要点（05'05"）	导师讲解、示范
20:00～23:00	注意事项	注意事项（01'30"）	视频
		提问（01'30"）	导师提问
23:00～60:00	练习	分两组练习	学员练习
60:00～	结束		

注：本部分授课时长60 min，导师与学员比例（1∶10）～（1∶8）。

课后习题

1. 胸腔穿刺抽液引起急性肺水肿是由于_____。
   A. 穿刺损伤肺组织　　　B. 抽液过多、过快、胸膜腔内压突然下降
   C. 胸膜超敏反应　　　　D. 穿刺损伤肺血管　　　E. 空气栓塞

2. 有关胸腔穿刺的方法，以下哪项不正确？
   A. 穿刺抽液时，穿刺点取浊音明显部位，一般取肩胛下角线7～8肋间隙或腋中线6～7肋间
   B. 穿刺抽气时，穿刺点取患侧锁骨中线第2肋间
   C. 穿刺时应沿肋骨下缘进针
   D. 抽液量每次不超过1 000 mL
   E. 抽气量每次不超过1 000 mL

3. 诊断性胸腔穿刺每次抽液量为_____。
   A. 50～100 mL　　　　B. 50 mL　　　　C. 100 mL
   D. 200 mL　　　　　　E. 300 mL

4. 胸腔穿刺时定位点应选择在_____。
   A. 下一肋的下缘　　　B. 上一肋的下缘　　　C. 上一肋的上缘
   D. 下一肋的上缘　　　E. 两肋之间

5. 气胸作胸腔闭式引流放置引流管的部位是_____。
   A. 锁骨中线第2肋间　　　B. 锁骨中线第3肋间　　　C. 腋前线第4肋间
   D. 腋前线第5肋间　　　　E. 胸骨旁线第4肋间

6. 以下哪项不是胸腔穿刺的适应证？
   A. 胸腔积液性质不明，诊断性穿刺
   B. 穿刺抽液或抽气，减轻压迫症状
   C. 结核性胸膜炎、脓胸、脓气胸患者抽液治疗
   D. 胸腔内注入药物
   E. 穿刺部位有炎性病灶

7. 以下哪项不是胸膜反应的表现？
   A. 面色苍白　　　　　　B. 大汗淋漓　　　　　　C. 头晕、心悸
   D. 发热　　　　　　　　E. 胸闷、胸痛

8. 以下哪项不是引起胸膜反应的原因？
   A. 胸膜受刺激后引起迷走神经兴奋
   B. 操作者应用局麻药物过多
   C. 操作者技术不熟练或局部麻醉不充分
   D. 患者对疾病不了解，对治疗手段恐惧
   E. 患者术前高度紧张

9. 发生胸膜反应时首先应_____。
   A. 停止穿刺、拔出穿刺针　　　　　　　　B. 让患者平卧、吸氧
   C. 测量血压、心率　　　　　　　　　　　D. 给患者开通外周静脉
   E. 皮下注射肾上腺素

10. 以下哪项说法哪项不正确？
    A. 诊断性胸腔穿刺抽液量为50～100 mL
    B. 以减压为目的胸腔穿刺第一次不超过600 mL，以后每次不超过1 000 mL
    C. 以减压为目的胸腔穿刺应尽量抽尽
    D. 脓胸每次抽液时应尽量抽尽
    E. 包裹性积液应根据超声检查决定穿刺部位

(顾霞)

【答案】 1. B　2. C　3. A　4. D　5. A　6. E　7. D　8. B　9. A　10. C

腹腔穿刺术

学习目标

- 掌握腹腔穿刺的目的、适应证、禁忌证。
- 掌握腹腔穿刺所需物品准备。
- 掌握腹腔穿的操作流程。
- 熟悉腹腔穿刺的注意事项。

授课方法

- 播放视频。
- 暂停视频,提问学员腹腔穿刺的目的、适应证、禁忌证、注意事项。
- 继续播放视频。
- 暂停视频,向学员展示腹腔穿刺的各项物品准备、病员准备。
- 继续播放视频。
- 暂停视频,向学员讲解体位摆放、穿刺点定位、消毒、穿刺包检查、穿刺针检查及铺巾要点及主要事项。
- 继续播放视频。
- 暂停视频,讲解腹腔穿刺过程操作要点。
- 继续播放视频,直至结束。
- 提问腹腔穿刺的适应证、禁忌证、穿刺部位,以及腹腔穿刺的注意事项。
- 学员每2人配合,分组练习。
- 本部分结束,询问学员有无问题。

用物准备

序　号	物　品	数量(件)	备　注
1	腹腔穿刺模拟人	2	每工作台1个
2	腹腔穿刺包	2	每工作台1个
3	5 mL注射器	2	每工作台1个
4	50 mL注射器	2	每工作台1个

续表

序号	物品	数量（件）	备注
5	2%利多卡因注射液	12	每工作台6支
6	消毒用物	2	每工作台1瓶
7	棉签	5包	每工作台1个
8	胶布	2	每工作台1个
9	无菌纱布	24	每工作台12块
10	弯盘	2	每工作台1个
11	无菌手套	12	每工作台6副
12	帽子	12	每工作台6个
13	口罩	12	每工作台6个

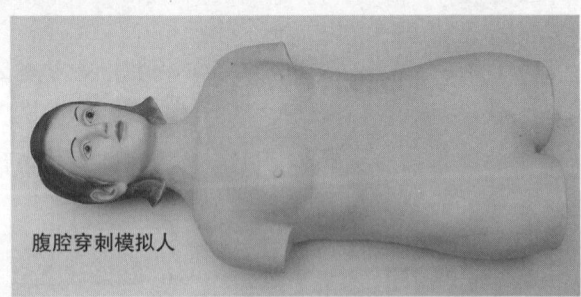

腹腔穿刺模拟人

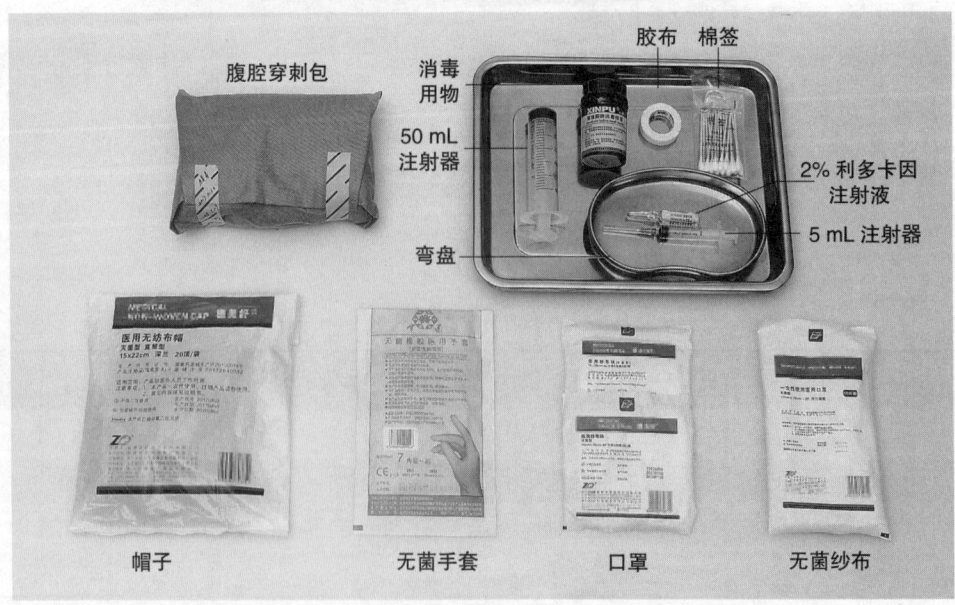

材料对照彩图

授课流程

时间	大章节	内容（时长）	授课方式
00:00～02:15	目的、适应证、禁忌证	腹腔穿刺术的目的、适应证、禁忌证（01'30″）	视频
		讨论（45″）	导师主持
02:15～06:00	操作前准备	操作前准备（02'53″）	视频
		讨论（01'07″）	导师主持
06:00～17:00	操作过程	体位及穿刺点选择，消毒，穿刺包、穿刺针检查，铺巾（02'30″）	视频
		消毒，穿刺包、穿刺针检查，铺巾示范（01'30″）	导师示范
		操作过程（03'30″）	视频
		讲解操作要点（04'30″）	导师讲解、示范
17:00～20:00	注意事项	注意事项（01'30″）	视频
		提问（01'30″）	导师提问
20:00～60:00	练习	分两组练习	学员练习
60:00～		结束	

注：本部分授课时长60 min，导师与学员比例（1∶10）～（1∶8）。

课后习题

1. 腹腔穿刺术的目的，不包括_____。
   A. 了解腹水性质，协助诊断
   B. 放腹水，减轻腹腔内压力，缓解症状
   C. 改善腹腔粘连
   D. 腹腔内注射药物

2. 腹腔穿刺术的禁忌证，不包括_____。
   A. 广泛腹膜粘连者
   B. 有肝性脑病先兆、包虫病及巨大卵巢囊肿者
   C. 精神异常或不能配合者
   D. 合并高热的患者

3. 腹腔穿刺点的选择,以下哪种说法不正确?
   A. 脐与耻骨联合上缘间连线的中点上方1 cm、偏左或右1～2 cm,此处无重要器官,穿刺较安全
   B. 对于大量腹水的患者,穿刺点无特殊要求
   C. 脐与左髂前上棘连线的中1/3与外1/3交界处,此处可避免损伤腹壁下动脉,肠管较游离不易损伤
   D. 脐平面与腋前线或腋中线交点处,此处穿刺多适于腹膜腔内少量积液的诊断性穿刺

4. 关于腹腔穿刺患者的体位,下列说法不正确的是_____。
   A. 体位以患者舒适为原则,不做特殊要求
   B. 根据病情和需要可取坐位、半卧位、平卧位
   C. 平卧位是最常用的体位
   D. 对疑为腹腔内出血或腹水量少者行实验性穿刺,取侧卧位为宜

5. 关于腹腔穿刺术中麻醉药的使用,以下说法不正确的是_____。
   A. 术者核对麻药名称及药物浓度
   B. 术者以5 mL注射器抽取麻药2 mL,自皮肤至腹膜壁层以2%利多卡因注射液作局部麻醉
   C. 麻醉皮肤局部应有皮丘,注药前应回抽,观察无血液、腹水后,方可推注麻醉药
   D. 为达到更好的麻醉效果,可在穿刺点周围多点穿刺

6. 腹腔穿刺术后的处理,不包括_____。
   A. 抽液完毕,拔出穿刺针,穿刺点用碘伏消毒后,覆盖无菌纱布
   B. 稍用力压迫穿刺部位数分钟,用胶布固定
   C. 术后应测量腹围、脉搏、血压、检查腹部体征
   D. 术后观察12 h,如局部无渗液,可嘱患者洗澡

7. 关于腹腔穿刺放腹水治疗,以下哪项不正确?
   A. 放腹水速度不宜过快,量不宜过大。初次放腹水者,一般不要超过3 000 mL
   B. 应注意观察患者的面色、呼吸、脉搏及血压变化,必要时停止放液并及时处理
   C. 在补充足够白蛋白的情况下,放腹水的量不受限制
   D. 术后卧床休息24 h,以免引起穿刺伤口腹水外渗

8. 腹腔穿刺术的并发症,不包括_____。
   A. 若穿刺出血性液体,可以肯定是引发腹腔内脏器破裂
   B. 不注意无菌操作,有可能引发腹腔感染
   C. 一次大量放腹水,可能诱发肝性脑病
   D. 电解质紊乱也可能是腹腔穿刺的并发症

9. 若腹腔穿刺抽不出液体，可做下面处理，不包括_____。
   A. 可改变针头的位置，或改变患者的体位
   B. 可在B超引导下进行定位穿刺
   C. 可换用大号针头，特别是肥胖患者
   D. 穿不出液体，说明腹腔内没有腹水

10. 进针穿刺时的注意事项，以下哪项不正确？
    A. 对少量腹水者的诊断性穿刺及腹膜腔内药物注射，选好穿刺点后，穿刺针垂直刺入即可
    B. 对腹水量多者的放液，应Z形进针，以防腹水自穿刺点流出
    C. 进针速度不宜过快，以免刺破漂浮在腹水中的乙状结肠、空肠和回肠
    D. 只要术前嘱患者排尿，一定不会损伤膀胱

（徐斐）

【答案】1. C 2. D 3. B 4. A 5. D 6. D 7. C 8. A 9. D 10. D

腰椎穿刺术

学习目标

- 掌握腰椎穿刺术的目的、适应证。
- 掌握腰椎穿刺点定位。
- 掌握腰椎穿刺术的操作流程。
- 熟悉腰椎穿刺术的禁忌证及注意事项。

授课方法

- 播放视频。
- 暂停视频,向学员讲解腰椎穿刺术的目的、适应证、禁忌证、并发症。
- 继续播放视频。
- 暂停视频,向学员展示腰椎穿刺术的各项术前准备,包括物品准备和病员准备。
- 继续播放视频。
- 暂停视频,讲解操作要点。
- 继续播放视频,直至结束。
- 提问脑脊液的生成及循环,腰椎穿刺术的适应证、禁忌证及并发症,腰穿后注意事项。
- 学员每2人配合,分组练习。
- 本部分结束,询问学员有无问题。

用物准备

序 号	物 品	数量(件)	备 注
1	腰椎穿刺模拟人	2	每工作台1个
2	腰椎穿刺包	2(7#、9#穿刺针各1)	每工作台1个
3	无菌纱布	12	每工作台6个
4	5 mL注射器	2	每工作台1个
5	消毒用物	2	每工作台1套

续表

序 号	物 品	数量（件）	备 注
6	2%利多卡因注射液	2	每工作台1个
7	胶布	2	每工作台1个
8	无菌手套	12	每工作台6副
9	帽子	12	每工作台6个
10	口罩	12	每工作台6个
11	弯盘	12	每工作台6个

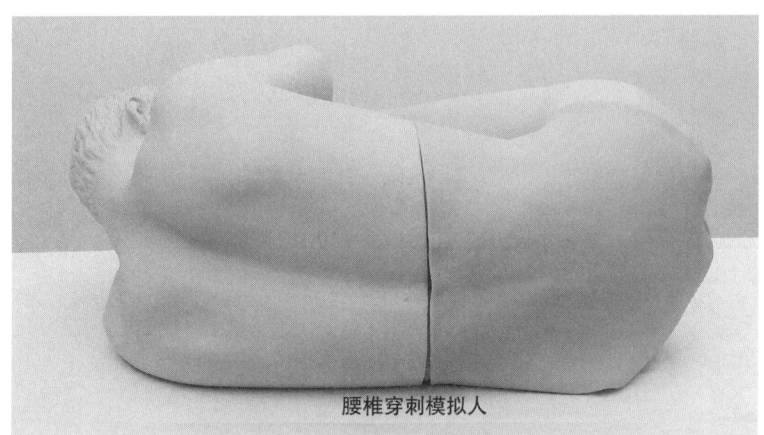

腰椎穿刺模拟人

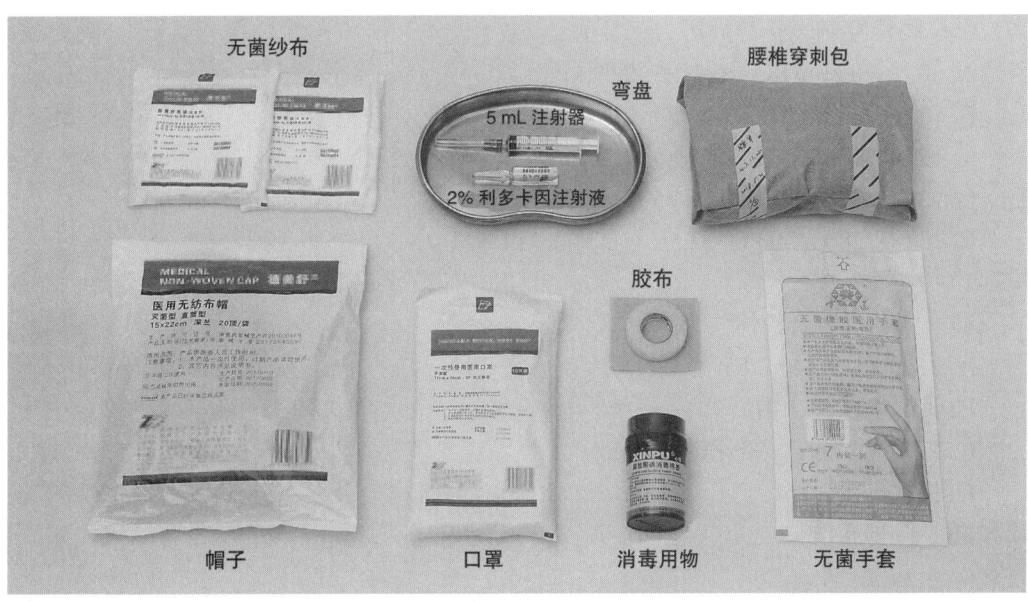

材料对照彩图

授课流程

时 间	大 章 节	内容（时长）	授 课 方 式
00:00～03:00	目的、适应证、禁忌证、并发症	腰椎穿刺术的目的、适应证、禁忌证、并发症（01'45″）	视频
		讨论（01'15″）	导师主持
03:00～05:00	操作前准备	操作前准备（00'50″）	视频
		讨论（01'10″）	导师主持
05:00～25:00	操作过程	体位、定位穿刺点、消毒（02'00″）	视频
		示范体位、定位穿刺点、消毒（05'00″）	导师示范
		穿刺过程（06'05″）	视频
		讲解操作要点（6'55″）	导师讲解、示范
25:00～27:00	注意事项	注意事项（11″）	视频
		提问（01'49″）	导师提问
27:00～60:00	练习	分组练习	学员练习
60:00～		结束	

注：本部分授课时长60 min，导师与学员比例（1∶8）～（1∶6）。

课后习题

1. 卧位腰椎穿刺，脑脊液压力正常值是_____。
   A. 50～70 mmH$_2$O（0.49～0.69 kPa）
   B. 80～180 mmH$_2$O（0.78～1.76 kPa）
   C. 190～220 mmH$_2$O（1.86～2.16 kPa）
   D. 230～250 mmH$_2$O（2.25～2.45 kPa）
   E. 260～280 mmH$_2$O（2.55～2.74 kPa）

2. 腰椎穿刺后患者的体位为_____。
   A. 去枕平卧位4～6 h
   B. 头部垫软枕，抬高15°～30°
   C. 头偏向一侧，口部稍向下
   D. 去枕平卧24 h
   E. 头低脚高位

3. 腰椎穿刺术一般选择的穿刺部位为_____。
    A. 腰1～2椎间隙　　　B. 腰3～4椎间隙　　　C. 胸6～7椎间隙
    D. 胸8～9椎间隙　　　E. 胸9～10椎间隙

4. 成人行腰椎穿刺术，一般进针深度为_____。
    A. 1～2 cm　　　B. 2～4 cm　　　C. 4～6 cm
    D. 6～7 cm　　　E. 7～8 cm

5. 腰椎穿刺术后须去枕平卧4～6 h，目的是为防止_____。
    A. 穿刺部位出血　　　B. 穿刺部位感染　　　C. 低颅压头痛
    D. 颅内感染　　　E. 脑脊液外漏

6. 腰椎穿刺进针过程中由外向内依次经过_____。
    A. 后纵韧带、棘间韧带、黄韧带
    B. 黄韧带、后纵韧带、棘间韧带
    C. 棘上韧带、棘间韧带、黄韧带
    D. 棘上韧带、后纵韧带、黄韧带
    E. 后纵韧带、棘上韧带、黄韧带

7. 关于腰椎穿刺术的描述，以下哪项不正确？
    A. 患者术后应去枕平卧8～12 h
    B. 术中患者采取侧卧，背部齐床沿，头向前屈，膝关节屈曲，双手抱紧膝部的姿势
    C. 一般选择腰3～4椎间隙
    D. 术后常见不良反应为头痛、恶心、呕吐或眩晕等
    E. 穿刺部位皮肤软组织或脊柱有感染者，禁忌腰穿

8. 腰椎穿刺术后最常见的并发症是_____。
    A. 感染　　　B. 低颅压头痛　　　C. 脑疝
    D. 腰痛　　　E. 脑脊液漏

9. 关于腰椎穿刺，以下哪项表述正确？
    A. 腰穿的目的是为了降低颅内压
    B. 穿刺部位在第2～3腰椎间隙
    C. 术后去枕平卧4～6 h
    D. 术后12 h后可下床稍活动
    E. 术中怀疑椎管梗阻时应及时拔针

10. 腰椎穿刺术最主要的禁忌证是_____。
    A. 腰部疼痛　　　　　　B. 意识障碍　　　　　　C. 体质衰弱
    D. 颅内压明显增高　　　E. 烦躁不安、不合作

11. 关于腰椎穿刺术的表述不正确的是_____。
    A. 穿刺后，应嘱患者去枕平卧4～6h
    B. 最常见的并发症为脑脊液漏
    C. 穿刺后1～7天为避免出现低颅压头痛可给患者多饮水或静脉滴注生理盐水
    D. 患者穿刺的体位应为脊柱前屈、躯体C形
    E. 侧卧位腰穿时脑脊液的正常压力为80～180 mmH$_2$O

12. 以下不属于腰椎穿刺术适应证的是_____。
    A. 中枢神经系统炎症性疾病的诊断与鉴别诊断
    B. 可疑颅高压、脑疝导致意识障碍的患者
    C. 脑膜癌的诊断
    D. 测定颅内压力和了解蛛网膜下腔是否阻塞
    E. 椎管内给药

（陆静）

【答案】1. B　2. A　3. B　4. C　5. C　6. C　7. A　8. B　9. C　10. D　11. B　12. B

骨髓穿刺术

学习目标

- 掌握骨髓穿刺术的目的和禁忌证。
- 掌握骨髓穿刺术所需物品准备。
- 掌握骨髓穿刺术的操作流程。
- 熟悉骨髓穿刺术的注意事项。

授课方法

- 播放视频。
- 暂停视频,提问学员骨髓穿刺术过程中的注意事项。
- 继续播放视频。
- 暂停视频,向学员展示骨髓穿刺术的各项物品、病员准备。
- 继续播放视频。
- 暂停视频,向学员展示骨髓穿刺术的穿刺部位选择以及相应的患者体位。
- 继续播放视频。
- 暂停视频,讲解骨髓穿刺术的操作要点。
- 继续播放视频,直至结束。
- 提问骨髓穿刺术的目的、穿刺点的选择、适应证、禁忌证。
- 学员每2人配合,分组练习。
- 本部分结束,询问学员有无问题。

用物准备

序 号	物 品	数量(件)	备 注
1	骨髓穿刺模拟人	1	每工作台1个
2	消毒用物	2	每工作台1个
3	玻片	10	每工作台5个
4	5 mL注射器	2	每工作台1个

续表

序号	物品	数量（件）	备注
5	20 mL注射器	2	每工作台1套
6	棉签	4	每工作台2个
7	弯盘	2	每工作台1个
8	2%利多卡因注射液	2	每工作台1支
9	骨髓穿刺包	2	每工作台1个
10	胶布	2	每工作台1个
11	无菌纱布	12	每工作台6包
12	无菌手套	12	每工作台6副
13	帽子	12	每工作台6个
14	口罩	12	每工作台6个

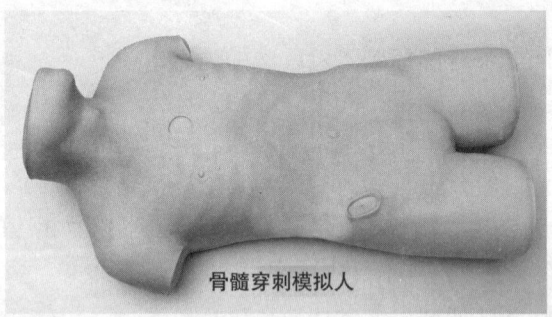

骨髓穿刺模拟人

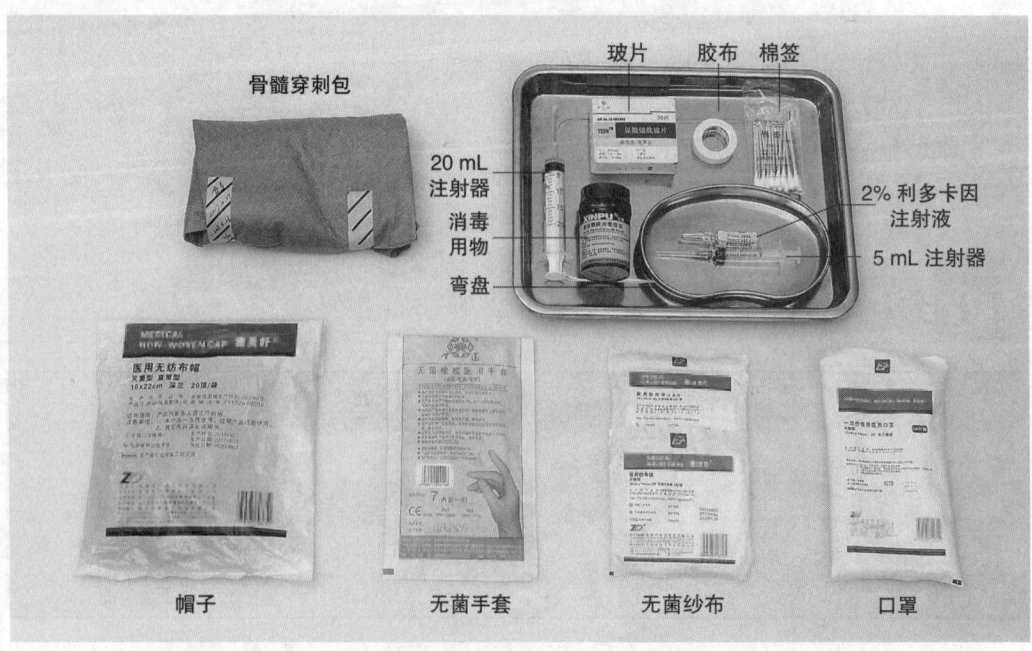

材料对照彩图

授课流程

时　间	大 章 节	内容（时长）	授课方式
00:00～02:00	目的、适应证、注意事项	骨髓穿刺术的目的、适应证、注意事项（00'20"）	视频
		讨论（01'40"）	导师主持
02:00～04:00	操作前准备	操作前准备（00'25"）	视频
		讨论（01'45"）	导师主持
04:00～13:00	操作过程	定位及消毒（01'30"）	视频
		打开骨穿包，消毒器械（01'20"）	视频
		局部麻醉（01'10"）	视频
		骨髓穿刺操作过程（05'00"）	视频，导师讲解、示范
13:00～15:00	注意事项	注意事项（30"）	视频
		提问（01'30"）	导师提问
15:00～60:00	练习	分两组练习	学员练习
60:00～		结束	

注：本部分授课时长60 min，导师与学员比例（1:10）～（1:8）。

课后习题

1. 以下哪项禁做骨髓穿刺术？
   A. 显著血小板减少　　　　　　B. 粒细胞缺乏症
   C. 重度贫血　　　　　　　　　D. 血友病

2. 骨髓穿刺术的常见部位不包括＿＿＿＿。
   A. 髂前上棘　　B. 髂后上棘　　C. 胸骨　　D. 肋骨

3. 临床上成人最常用的骨穿部位是＿＿＿＿。
   A. 胸骨　　B. 肋骨　　C. 髂骨　　D. 胫骨

4. 多次进行骨髓穿刺术均无法顺利抽取骨髓液，最应考虑以下哪种疾病？
   A. 再生障碍性贫血
   B. 骨髓纤维化

C. 多发性骨髓瘤
D. 急性白血病

5. 胸骨骨髓穿刺进针深度为_____。
   A. 1 cm　　　　　B. 1～2 cm　　　　C. 4～6 cm　　　　D. 6 cm
   E. 5～10 cm

6. 髂关节侧方穿刺进针深度为_____。
   A. 1 cm　　　　　B. 1～2 cm　　　　C. 4～6 cm　　　　D. 6 cm
   E. 5～10 cm

（贾新颜）

【答案】 1. D　2. D　3. C　4. B　5. B　6. C

插胃管

学习目标

- 掌握插胃管的目的,了解其适应证和禁忌证。
- 掌握插胃管所需物品准备。
- 掌握插胃管的操作流程。
- 熟悉插胃管的注意事项。

授课方法

- 播放视频。
- 暂停视频,提问学员插胃管的目的、适应证、禁忌证。
- 继续播放视频。
- 暂停视频,向学员展示插胃管所需的各项物品、做好准备。
- 继续播放视频。
- 暂停视频,向学员展示如何测量胃管需插入的长度(2种方法)。
- 继续播放视频。
- 暂停视频,讲解操作要点,尤其是接近喉咙口时嘱患者做吞咽动作。
- 继续播放视频。
- 暂停视频,讲解如何判断胃管插入后是否在胃内(3种方法)。
- 提问插胃管的目的、可能的并发症、操作中注意的细节。
- 学员每2人配合,分组练习。
- 本部分结束,询问学员有无问题。

用物准备

序　号	物　品	数量(件)	备　注
1	胃管置入模拟人	2	每工作台1个
2	一次性胃管	2	每工作台1个
3	20 mL注射器	2	每工作台1个

续表

序 号	物 品	数量（件）	备 注
4	液状石蜡棉球	2	每工作台1瓶
5	听诊器	2	每工作台1个
6	无菌纱布	20	每工作台10个
7	治疗碗	2	每工作台1个
8	弯盘	2	每工作台1个
9	镊子	2	每工作台1个
10	棉签	2	每工作台1包
11	手电筒	2	每工作台1个
12	胶布	12	每工作台6个
13	方巾	12	每工作台6个
14	无菌手套	12	每工作台6副
15	帽子	12	每工作台6个
16	口罩	12	每工作台6个

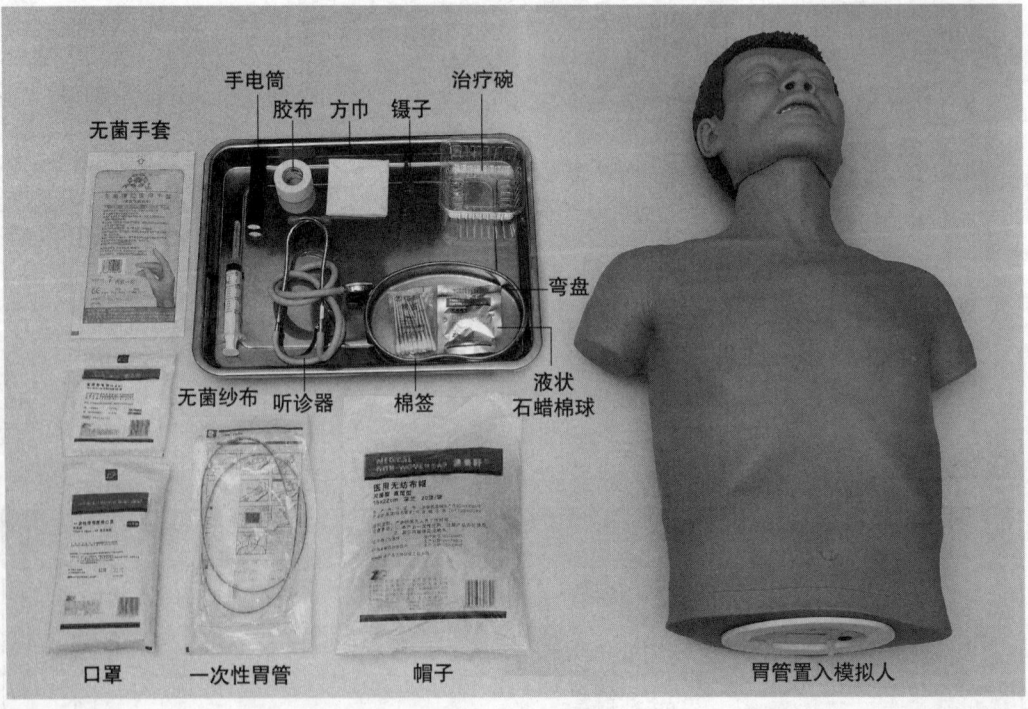

材料对照彩图

授课流程

时间	大章节	内容（时长）	授课方式
00:00～05:00	目的、适应证、禁忌证	插胃管的目的、适应证、禁忌证（01'00"）	视频
		讨论（04'00"）	导师主持
05:00～07:00	操作前准备	操作前准备（00'40"）	视频
		讨论（01'20"）	导师主持
07:00～15:00	操作过程	测量胃管需插入的长度（01'00"）	视频
		胃管是否在胃内的判断方法（00'30"）	导师示范
		操作过程（02'30"）	视频
		讲解操作要点（04'00"）	导师讲解、示范
15:00～17:00	注意事项	注意事项（01'00"）	视频
		提问（01'00"）	导师提问
17:00～60:00	练习	分两组练习	学员练习
60:00～	结束		

注：本部分授课时长60 min，导师与学员比例（1∶10）～（1∶8）。

课后习题

1. 插胃管的适应证，不包括_____。
   A. 胃肠道梗阻患者，胃肠减压
   B. 昏迷或不能进食的患者，提供营养支持
   C. 上消化道出血患者，应常规留置胃管，观察出血情况
   D. 洗胃，清除胃内毒物、刺激物，减少毒物吸收

2. 插胃管的禁忌证，不包括_____。
   A. 鼻咽部或食管肿瘤 B. 误服强酸、强碱等腐蚀性药品者
   C. 食管胃底静脉曲张（重度） D. 昏迷患者

3. 测量胃管插入长度的方法正确的为_____。
   A. 耳垂到鼻尖的长度　　　　　　　　　B. 鼻尖到胸骨的长度
   C. 鼻尖到剑突的长度　　　　　　　　　D. 前额发迹到剑突的长度

4. 为昏迷患者插胃管应采用的最佳体位是_____。
   A. 坐位　　　　B. 平卧位　　　　C. 左侧卧位　　　　D. 去枕平卧位

5. 插入胃管后，应仔细检查胃管是否在胃内，以免误插入气管，以下哪项是不正确的？
   A. 注入少量空气，同时听胃部有无气过水声
   B. 抽吸出胃液
   C. 注入少量温开水，同时胃部有气过水声
   D. 胃管末端放入水杯内无气体溢出

6. 插胃管前需要评估患者的内容，不包括_____。
   A. 病情、置管目的、心理需要、意识和合作能力
   B. 是否有鼻中隔偏曲、鼻腔炎症和阻塞
   C. 患者的职业及家族史
   D. 有无上消化道狭窄或食管静脉曲张

7. 插胃管时的注意事项，不包括_____。
   A. 操作中患者若恶心症状明显，暂停操作，嘱患者深吸气，分散注意力，缓解紧张情绪
   B. 若出现呛咳、呼吸困难，提示误入气管内，应立即拔管重插
   C. 若阻力大，插管困难，应检查胃管是否停留在口咽部，切忌硬插
   D. 不能配合的患者，可予镇静药物后再插胃管

8. 插胃管的并发症，不包括_____。
   A. 呛咳、呼吸困难
   B. 不注意无菌操作，有可能引发腹腔感染
   C. 鼻黏膜或食管黏膜出血
   D. 吸入性肺炎

9. 插胃管后抽吸不出胃液，可做以下处理，不包括_____。
   A. 嘱患者张口，观察胃管是否在口腔内盘曲
   B. 通过其他途径加以判断，如胃管内注气后听气过水声
   C. 立即拔出胃管，重新插管
   D. 可继续观察，加负压装置后观察引流情况

10. 关于吸入性肺炎，以下哪种情况描述不正确？
    A. 一般由误吸引起
    B. 常见原因是胃管置入长度不够、营养液注入过多过快引起
    C. 应尽可能选择小口径的胃管，减少误吸的发生
    D. 发生吸入性肺炎，只要对症抗炎即可，无需停止鼻饲

（刘雁冰）

【答案】1. C 2. D 3. D 4. D 5. C 6. C 7. D 8. B 9. C 10. D

三腔二囊管止血

学习目标

- 掌握三腔二囊管止血的目的。
- 掌握三腔二囊管止血所需物品准备。
- 掌握三腔二囊管止血的操作流程。
- 掌握三腔二囊管止血的适应证和禁忌证。

授课方法

- 播放视频。
- 暂停视频,提问学员三腔二囊管止血的目的、适应证、注意事项。
- 继续播放视频。
- 暂停视频,向学员展示三腔二囊管止血的各项物品检查方法、病员准备。
- 继续播放视频。
- 暂停视频,讲解操作要点。
- 继续播放视频,直至结束。
- 提问三腔二囊管止血的目的、适应证和禁忌证、判断三腔二囊管止血位置的方法、判断三腔二囊管止血是否有效的方法。
- 学员每2人配合,分组练习。
- 本部分结束,询问学员有无问题。

用物准备

序 号	物 品	数量(件)	备 注
1	三腔二囊管止血模拟人	2	每工作台1个
2	三腔二囊管	2根	每工作台1个
3	50 mL注射器	4	每工作台2个
4	止血钳	6	每工作台3把
5	一次性换药碗	2	每工作台1个
6	0.5 kg沙袋	2	每工作台1个

续表

序 号	物 品	数量（件）	备 注
7	听诊器	2	每工作台1个
8	棉签	2	每工作台1包
9	绷带	2	每工作台1卷
10	手电筒	2	每工作台1个
11	液状石蜡棉球	2	每工作台1瓶
12	无菌手套	12	每工作台6副
13	帽子	12	每工作台6个
14	口罩	12	每工作台6个
15	无菌纱布	12	每工作台6块
16	输液架	2	每工作台1个

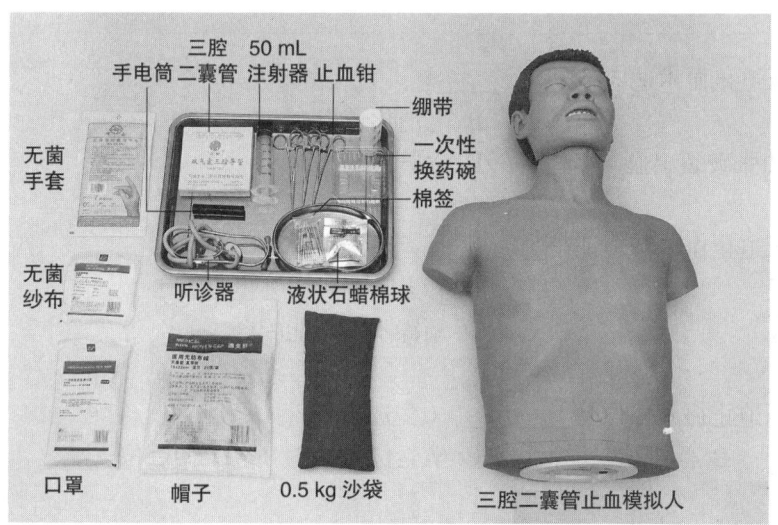
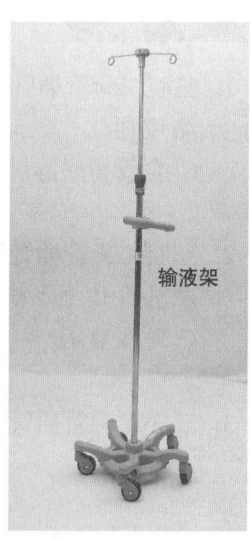

材料对照彩图

授课流程

时 间	大 章 节	内容（时长）	授 课 方 式
00:00～02:00	目的、适应证、注意事项	三腔二囊管止血的目的、适应证、禁忌证	视频
		讨论	导师主持

续表

时间	大章节	内容（时长）	授课方式
02:00～05:00	操作前准备	操作前准备	视频
		讨论	导师主持
		操作过程	视频
		讲解操作要点	导师讲解、示范
12:00～14:00	注意事项	注意事项	视频
		提问	导师提问
14:00～60:00	练习	分两组练习	学员练习
60:00		结束	

注：本部分授课时长60 min，导师与学员比例（1∶10）～（1∶8）。

课后习题

1. 三腔二囊管插管压迫止血术适应证是_____。
   A. 呕血
   B. 上消化道出血
   C. 食管胃底静脉曲张破裂出血
   D. 食管溃疡出血

2. 三腔二囊管插管压迫止血术禁忌证是_____。（多选）
   A. 生命体征不稳定
   B. 心力衰竭
   C. 呼吸衰竭
   D. 烦躁不安不能配合

3. 三腔二囊管插管压迫止血术体位是_____。（多选）
   A. 平卧位
   B. 侧卧位
   C. 坐立位
   D. 俯卧位

4. 食管胃底静脉曲张出血治疗可选择的方法有_____。（多选）
   A. PPI+生长抑素
   B. 内镜下止血
   C. 三腔二囊管插管压迫止血术
   D. 外科手术

5. 三腔二囊管插管压迫止血术食管气囊充气量是_____。
   A. 100 mL
   B. 200 mL
   C. 300 mL
   D. 400 mL

6. 三腔二囊管插管压迫止血术胃气囊充气量是_____。
   A. 100 mL
   B. 200 mL
   C. 300 mL
   D. 400 mL

7. 三腔二囊管插管压迫止血术悬挂的沙袋重量是_____。
   A. 0.25 kg　　　　B. 0.5 kg　　　　C. 0.75 kg　　　　D. 1 kg

8. 三腔二囊管插管压迫止血术食管气囊间隔_____放气一次？
   A. 6 h　　　　　　B. 12 h　　　　　C. 24 h　　　　　D. 48 h

9. 三腔二囊管插管压迫止血术胃气囊间隔_____放气一次？
   A. 6 h　　　　　　B. 12 h　　　　　C. 24 h　　　　　D. 48 h

10. 三腔二囊管插管压迫止血术止血成功后需观察_____拔管？
    A. 6 h　　　　　　B. 12 h　　　　　C. 24 h　　　　　D. 48 h

（胡晔东）

【答案】 1. C　2. ABCD　3. AB　4. ABCD　5. A　6. B　7. B　8. B　9. C　10. C

三项瓣膜式 PICC 置管

学习目标

- 掌握三项瓣膜式 PICC 置管的目的。
- 掌握三项瓣膜式 PICC 置管所需物品准备。
- 掌握三项瓣膜式 PICC 置管的适应证、禁忌证。
- 掌握三项瓣膜式 PICC 置管的操作流程。
- 熟悉三项瓣膜式 PICC 置管的注意事项。

授课方法

- 播放视频。
- 暂停视频,提问学员三项瓣膜式 PICC 置管的目的、适应证、注意事项。
- 继续播放视频。
- 暂停视频,向学员展示三项瓣膜式 PICC 置管的各项物品检查方法、病员准备。
- 继续播放视频。
- 暂停视频,向学员展示 B 超下静脉选择方法。
- 继续播放视频。
- 暂停视频,讲解操作要点。
- 继续播放视频,直至结束。
- 提问三项瓣膜式 PICC 置管的目的、优缺点、判断三项瓣膜式 PICC 置管位置的方法、避免穿刺点渗血渗液的方法。
- 学员每 2 人配合,分组练习。
- 本部分结束,询问学员有无问题。

用物准备

序号	物品	数量(件)	备注
1	假臂模型	2	每工作台 1 个
2	PICC 穿刺专用包、Groshong PICC 套件、赛丁格穿刺套件、Site-Rite(超声系统 1 台及相关附件)	各 2	每工作台各 1 套

续表

序号	物品	数量（件）	备注
3	20 mL、10 mL、1 mL注射器	各2	每工作台各1个
4	MC100恒压分隔膜输液接头、肝素帽	2	每工作台1套
5	维护资料袋	2	每工作台1个
6	2%利多卡因注射液	2	每个工作台1支
7	无菌手套	12	每工作台6副
8	帽子	12	每工作台6个
9	口罩	12	每工作台6个
10	生理盐水	6	每工作台1袋

三项瓣膜式 PICC 置管

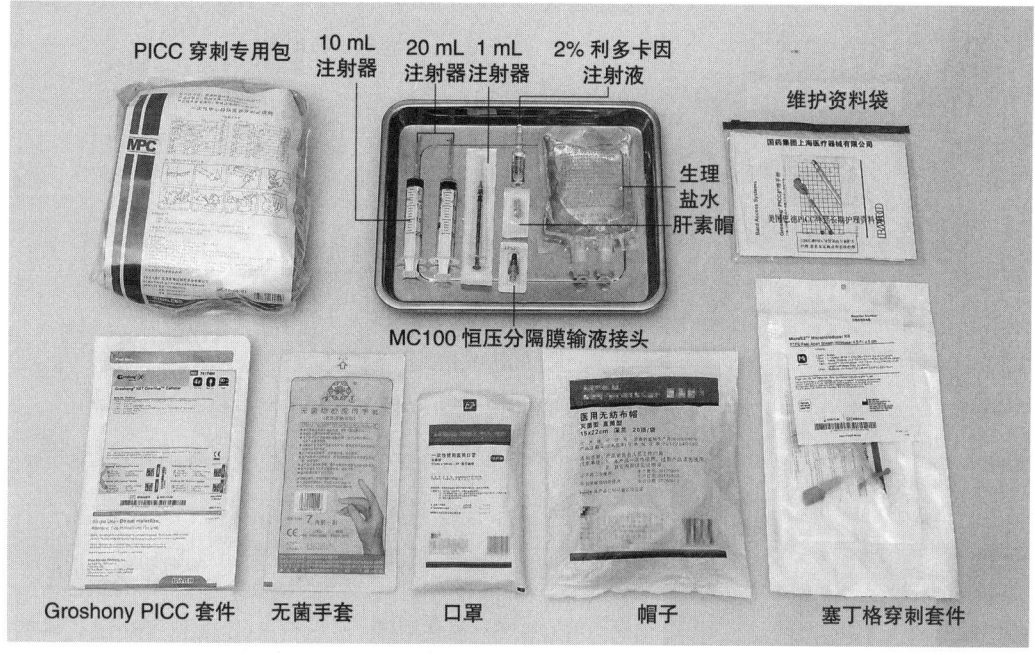

材料对照彩图

授课流程

时间	大章节	内容（时长）	授课方式
00:00～03:00	目的、适应证、禁忌证、注意事项	三项瓣膜式PICC置管的目的、适应证、禁忌证、注意事项（02'40"）	视频
		讨论（00'20"）	导师主持
03:00～05:00	操作前准备	操作前准备（00'54"）	视频
		讨论（01'06"）	导师主持

续表

时间	大章节	内容（时长）	授课方式
05:00~20:00	操作过程	体位及使用超声探头选择静脉（01'34"）	视频
		示范超声探头使用（00'25"）	导师示范
		导针架及穿刺针的使用（00'33"）	视频
		示范穿刺针置入导针架（00'28"）	导师示范
		穿刺见回血观察（00'50"）	视频
		讲解分辨静脉动脉的方法（00'10"）	导师讲解
		局部麻醉等（02'00"）	视频
		讲解局部麻醉方法（00'50"）	导师讲解
		置入插管鞘、撤导丝、送导管、嘱头部摆体位（01'09"）	视频
		讲解操作要点（00'51"）	导师讲解
		确认颈内静脉无导管进入（00'47"）	视频
		讲解操作要点（00'20"）	导师讲解
		修剪导管、连接导管安装（01'00"）	视频
		讲解操作要点（00'20"）	导师讲解
		抽回血、冲封管、思乐扣固定（01'00"）	视频
		讲解操作要点（00'20"）	导师讲解、示范
		透明贴膜固定（00'50"）	视频
		讲解操作要点（00'10"）	导师讲解、示范
		整理用物、记录、患者宣教、定位方法（01'00"）	视频
		讲解操作要点（01'00"）	导师讲解
20:00~22:00	注意事项	注意事项（30"）	视频
		提问（01'30"）	导师提问
22:00~60:00	练习	分两组练习	学员练习
60:00~		结束	

注：本部分授课时长60 min，导师与学员比例（1∶8）~（1∶6）。

课后习题

1. 三项瓣膜式PICC最长可以放置_____。
   A. 5天　　　　　　B. 7天　　　　　　C. 30天　　　　　　D. 1年

2. 三项瓣膜式PICC导管适应证是_____。
   A. 需要注射高渗性溶液或刺激性较大的药物
   B. 长期静脉给药
   C. 反复输血及血制品
   D. 以上均对

3. PICC最佳选择的静脉是_____。
   A. 贵要静脉　　　　B. 肘正中静脉　　　C. 头静脉　　　　　D. 肱静脉

4. 使用PICC导管时，不正确的做法是_____。
   A. 可以20 mL的注射器冲管
   B. 可以10 mL的注射器冲管
   C. 可以临床上使用的输液泵输液
   D. 可以临床上使用的高压泵推注

5. 判断PICC导管位置金标准是_____。
   A. 术中B超探测颈内静脉　　　　　　　B. 胸部正位片
   C. 胸部侧位片　　　　　　　　　　　　D. 胸部CT平扫

6. 三项瓣膜式PICC导管可让患者带管回家，对于间歇期维护的时间定为_____。
   A. 每14天维护一次
   B. 每7天维护一次，如有贴膜污染潮湿随时更换
   C. 每天维护一次
   D. 每1个月维护一次

7. PICC导管感染处理以下不正确的是_____。
   A. 局部理疗，热敷　　　　　　　　　　B. 局部予以百多帮涂敷
   C. 外周血和导管尖端做血培养　　　　　D. 直接拔除

8. 所谓的治疗间歇期为_____。
   A. 患者出院后在家休息的时间段　　　　B. 住院期间
   C. 治疗停用改其他方案的阶段　　　　　D. 不治疗的时间

9. 导管堵塞再通使用尿激酶的浓度为_____。
   A. 2 000 U/mL   B. 2 500 U/mL   C. 5 000 U/mL   D. 5 500 U/mL

10. 冲管的步骤，以下正确的是_____。
    A. 0.9%氯化钠注射液先正压冲管，后脉冲冲管
    B. 0.9%氯化钠注射液脉冲冲管+正压冲管交替
    C. 0.9%氯化钠注射液匀速冲洗导管
    D. 先0.9%氯化钠注射液脉冲冲管，后留0.5～1 mL正压冲管

（巢黔）

【答案】1. D 2. D 3. A 4. D 5. B 6. B 7. D 8. D 9. C 10. D

腹腔热灌注化疗

学习目标

- 掌握腹腔热灌注化疗的目的。
- 掌握腹腔热灌注化疗所需物品准备。
- 掌握腹腔热灌注化疗的操作流程。
- 熟悉腹腔热灌注化疗的注意事项。

授课方法

- 播放视频。
- 暂停视频,提问学员腹腔热灌注化疗的目的、适应证、禁忌证。
- 继续播放视频。
- 暂停视频,向学员展示腹腔热灌注化疗的各项物品检查方法、仪器准备。
- 继续播放视频。
- 暂停视频,向学员展示如何操作腹腔热灌注化疗仪。
- 继续播放视频。
- 暂停视频,讲解操作要点。
- 继续播放视频,直至结束。
- 提问腹腔热灌注化疗的目的、注意事项、判断腹腔穿刺置管的位置等。
- 学员每2人配合,分组练习。
- 本部分结束,询问学员有无问题。

用物准备

序 号	物 品	数量(件)	备 注
1	腹腔穿刺包	2	每工作台1个
2	腹腔穿刺ARROW导管	2	每工作台1个
3	生理盐水	2	每工作台1包
4	5 mL注射器	2	每工作台1个

续表

序号	物品	数量（件）	备注
5	2%利多卡因注射液	2	每工作台2支
6	热化疗循环管路	2	每工作台1个
7	腹腔热灌注化疗仪	1	各工作台共有
8	无菌手套	12	每工作台6副
9	帽子	12	每工作台6个
10	口罩	12	每工作台6个
11	弯盘	2	每工作台1个

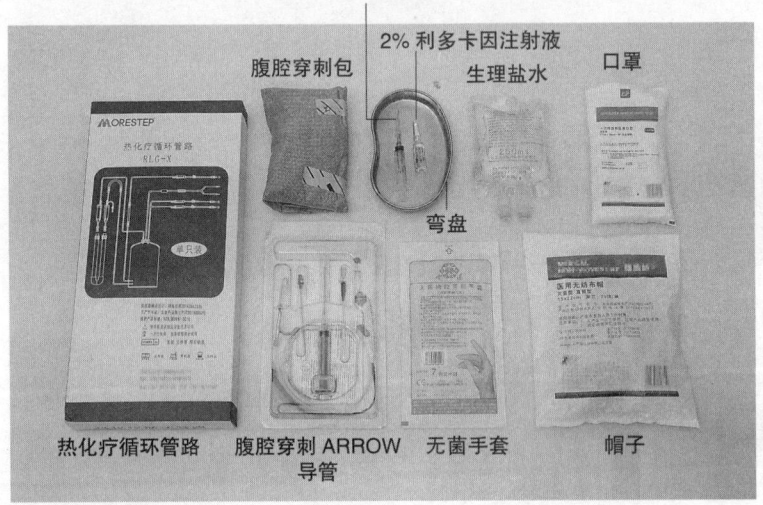

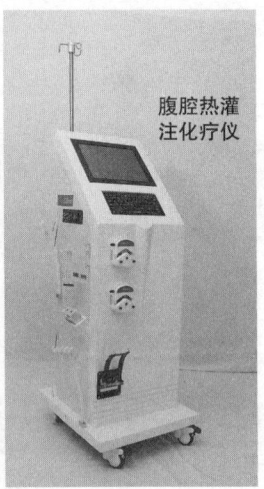

材料对照彩图

授课流程

时间	大章节	内容（时长）	授课方式
00:00~02:00	目的、适应证、禁忌证	腹腔热灌注化疗的目的、适应证、禁忌证（00'45"）	视频
		讨论（01'15"）	导师主持
02:00~05:00	操作前准备	操作前准备（01'53"）	视频
		讨论（01'07"）	导师主持
05:00~12:00	操作过程	双侧腹腔穿刺置管（00'30"）	视频
		示范腹腔热灌注化疗仪使用（00'30"）	导师示范
		操作过程（01'52"）	视频
		讲解操作要点（05'00"）	导师讲解、示范

续表

时间	大章节	内容（时长）	授课方式
12:00～14:00	注意事项	注意事项（30″）	视频
		提问（01′30″）	导师提问
14:00～60:00	练习	分两组练习	学员练习
60:00～	结束		

注：本部分授课时长60 min，导师与学员比例（1∶10）～（1∶8）。

课后习题

1. 腔热灌注化疗的适应证包括_____。（多选）
   A. 术中腹腔内有游离肿瘤细胞检测为阳性
   B. 侵及浆膜或被膜腹腔内恶性肿瘤不可手术者
   C. 腹膜有散在的转移灶，但局限于腹腔内可R0切除者
   D. 手术后腹腔内复发转移者

2. 腹腔热灌注化疗的禁忌证包括_____。（多选）
   A. 年龄＞70岁
   B. 严重的既往病史，尤其心肺系统、肝肾系统等
   C. 严重营养不良
   D. 完全性肠梗阻

3. 腹腔热灌注化疗的协同作用原理包括_____。（多选）
   A. 高温　　　　B. 低温　　　　C. 化疗　　　　D. 放化疗

4. 腹腔热灌注化疗的穿刺点应选择哪个部位？
   A. 左侧腹　　　B. 右侧腹　　　C. 双侧腹　　　D. 中上腹

5. 检查穿刺针管是否通畅的时机应选在_____。
   A. 常规术前消毒前　　　　　　B. 常规术前铺巾前
   C. 局部浸润麻醉前　　　　　　D. 局部浸润麻醉后

6. 泵管1应安装在以下哪个泵中？
   A. 加热循环泵　B. 灌注循环泵　C. 回收循环泵　D. 环路循环泵

7. 泵管2应安装在以下哪个泵中？
   A. 加热循环泵　　　B. 灌注循环泵　　　C. 回收循环泵　　　D. 环路循环泵

8. 药液袋出口方向朝哪边？
   A. 左　　　　　　　B. 右　　　　　　　C. 前　　　　　　　D. 后

9. 给管路排气时需至少向药液袋内输入＿＿＿＿＿mL生理盐水。
   A. 100　　　　　　 B. 500　　　　　　 C. 800　　　　　　 D. 1 000

10. 应设置灌注泵流量为＿＿＿＿＿mL/min。
    A. 200　　　　　　B. 600　　　　　　C. 150　　　　　　D. 400

（姜虹）

【答案】 1. ACD　2. ABCD　3. AC　4. C　5. D　6. A　7. B　8. B　9. D　10. C

外 科

外科手消毒

学习目标

- 掌握外科手消毒的目的、适应证。
- 掌握外科手消毒的自身和物品准备。
- 掌握外科手消毒的操作方法和流程。
- 熟悉外科手消毒的注意事项。

授课方法

- 播放视频。
- 暂停视频,提问学员外科手消毒的自身准备,强调穿衣、戴口罩和戴帽子的要求。
- 继续播放视频。
- 暂停视频,向学员展示外科手消毒用具。
- 继续播放视频。
- 暂停视频,向学员展示外科手消毒刷手方法与步骤。
- 继续播放视频。
- 暂停视频,向学员展示外科手消毒免刷手方法与步骤。
- 继续播放视频,直至结束。
- 提问外科手消毒操作要点及注意事项。
- 学员每2人配合,分组练习。
- 本部分结束,询问学员有无问题。

用物准备

序 号	物 品	数量(件)	备 注
1	洗手液	1	
2	快速手消毒液	1	
3	无菌手刷	10	
4	无菌干手巾	10	

续表

序 号	物 品	数量（件）	备 注
5	口罩	10	
6	帽子	10	

材料对照彩图

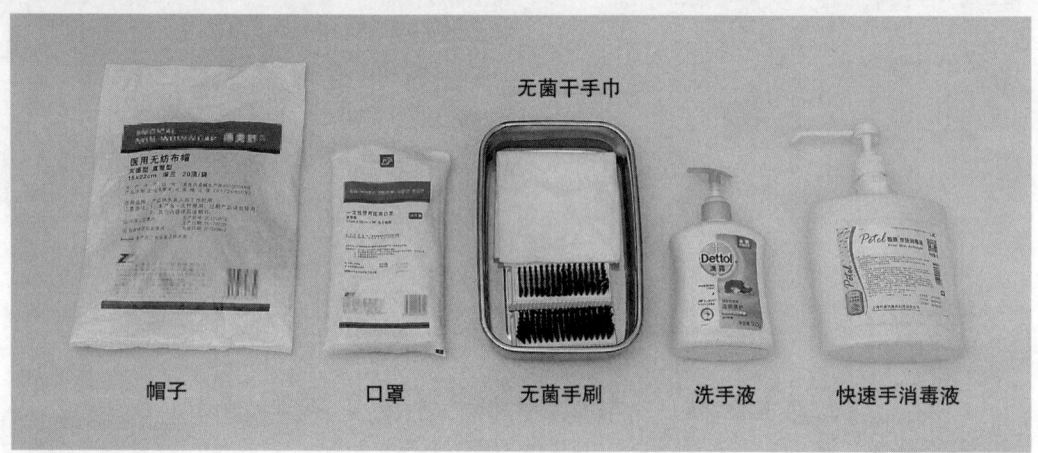

帽子　　口罩　　无菌手刷　　洗手液　　快速手消毒液

无菌干手巾

授课流程

时间	大章节	内容（时长）	授课方式
00:16～01:20	目的、适应证、原则、自身准备	外科手消毒的目的、适应证、原则、自身准备（01'04″）	视频
		提问及讲解要点（02'00″）	导师提问、讲解
01:20～02:15	设施和用具	设施和用具（00'55″）	视频
		讨论（02'00″）	导师主持
02:15～14:10	操作过程	清洁洗手方法（01'00″）	视频
		刷手方法（01'53″）	视频
		免刷手方法（04'30″）	视频
		干手方法（00'30″）	视频
14:13～14:46	操作要点注意事项	操作要点（30″）	导师示范
		提问（02'00″）	导师提问

续表

时间	大章节	内容（时长）	授课方式
15：00～55：00	练习	分两组练习	学员练习
60：00～		结束	

注：本部分授课时长60 min，导师与学员比例1：8。

课后习题

1. 外科手消毒的目的，以下正确的是_____。
   A. 减少手表面常居菌　　　　　　　B. 减少手表面暂居菌
   C. 清除手表面常居菌　　　　　　　D. 清洁手部表面皮肤

2. 外科手消毒后可以达到以下哪种目的？
   A. 减少手术过程中手表面微生物的生长
   B. 杜绝手术部位感染发生
   C. 防止病原微生物在医务人员和患者之间的传播
   D. 抑制手部皮肤细菌的释放

3. 外科手消毒的原则是_____。
   A. 先洗手，后消毒
   B. 直接更换手套即可参加跟台手术
   C. 手术过程中手被污染时应更换手套后继续手术
   D. 参加非Ⅰ类手术时，清洁洗手可代替手消毒

4. 外科刷手时，水温应控制在_____较为适宜。
   A. 20～25℃　　　B. 25～30℃　　　C. 32～38℃　　　D. 40～45℃

5. 消毒剂宜采用一次性包装，重复使用的消毒剂容器应如何清洁与消毒？
   A. 应每小时清洁与消毒　　　　　　B. 应每天清洁与消毒
   C. 应每周清洁与消毒　　　　　　　D. 应每月清洁与消毒

6. 外科手消毒中的清洁洗手的范围应包括_____。
   A. 取适量的皂液六步法清洗双手
   B. 取适量的皂液六步法清洗双手及手腕
   C. 取适量的皂液六步法清洗双手、前臂

D. 取适量的皂液六步法清洗双手、前臂和上臂下1/3

7. 流动水冲洗肘手部时，手部应如何进行操作？
　　A. 冲洗方向是从肘部到手指
　　B. 为了冲净泡沫，应在流动水中来回冲洗手和手臂
　　C. 沿一个方向用流动水冲洗手和手臂
　　D. 以上都正确

8. 外科手消毒刷手的时间约为_____。
　　A. 1 min　　　　　　B. 2 min　　　　　　C. 3 min　　　　　　D. 4 min

9. 外科手消毒刷手的顺序依次是_____。
　　A. 先刷甲缘、甲沟、指蹼，再由小指尺侧开始，渐次到指背、尺侧、掌侧依次刷完双手手指，然后再分段交替刷左右手掌、手背、前臂至肘上
　　B. 先刷甲缘、甲沟、指蹼，再由拇指桡侧开始，渐次到指背、尺侧、掌侧，依次刷完双手手指，然后再分段交替刷左右手掌、手背、前臂至肘上
　　C. 先刷左右手掌、手背、再依次刷洗甲缘、甲沟、指蹼，然后再分段交替刷左右手腕至肘上
　　D. 先刷左手掌、手背、甲缘、甲沟、指蹼，手腕，前臂至肘上，再用同法刷洗右手

10. 外科手消毒注意事项，以下正确的是_____。
　　A. 在整个过程中双手应保持位于胸前并高于肘部，保持手尖朝上
　　B. 干手巾应来回擦拭手部皮肤使手臂干燥，以免稀释手部免洗消毒剂
　　C. 摘除外科手套后应进行外科手消毒
　　D. 手部皮肤破损时，可在破损皮肤上覆盖创可贴再进行刷手

（翟桂香）

【答案】1. A　2. C　3. A　4. C　5. C　6. D　7. C　8. C　9. B　10. A

穿脱无菌手术衣、戴无菌手套

学习目标

- 掌握穿脱无菌手术衣、戴无菌手套的目的。
- 熟悉穿脱无菌手术衣、戴无菌手套所需物品准备。
- 掌握穿脱无菌手术衣、戴无菌手套的操作流程。
- 掌握穿脱无菌手术衣、戴无菌手套的注意事项。

授课方法

- 播放视频。
- 暂停视频,提问学员穿无菌手术衣的目的、适应证。
- 继续播放视频。
- 暂停视频,向学员讲解穿无菌手术衣的操作要点。
- 继续播放视频。
- 暂停视频,向学员展示封闭式戴无菌手套的方法。
- 继续播放视频。
- 暂停视频,向学员展示开放式戴无菌手套的方法。
- 继续播放视频。
- 暂停视频,向学员展示协助他人戴无菌手套的方法。
- 继续播放视频,直至结束。
- 向学员展示脱无菌手术衣的方法。
- 提问穿脱手术衣、戴无菌手套的注意事项。
- 学员每2人配合,分组练习。
- 本部分结束,询问学员有无问题。

用物准备

序 号	物 品	数量(件)	备 注
1	无菌持物钳	2	每工作台1个
2	无菌手术衣	12	每工作台6个

续表

序 号	物 品	数量（件）	备 注
3	无菌手套	24	每工作台12副
4	帽子	12	每工作台6个
5	口罩	12	每工作台6个
6	钳镊缸	2	每工作台1个

材料对照彩图

外科

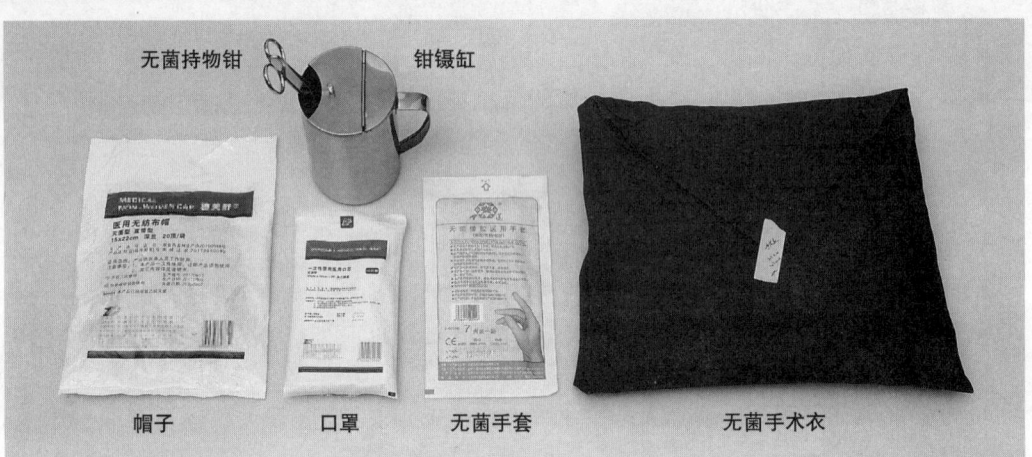

授课流程

时间	大章节	内容（时长）	授课方式
00:00~03:00	物品准备、穿无菌手术衣的目的、适应证	穿无菌手术衣的目的、适应证（00'30"）	视频
		物品准备（01'00"）	导师讲解
		讨论（01'30"）	导师主持
03:00~06:00	穿无菌手术衣过程	观看操作过程（01'15"）	视频
		讲解操作要点（01'45"）	导师主持
06:00~14:00	无接触式戴无菌手套	戴无菌手套的目的（00'30"）	视频
		观看封闭式戴无菌手套操作过程（0'30"）	视频
		讲解操作要点（01'40"）	导师讲解、示范
		观看开放式戴无菌手套操作过程（0'40"）	视频
		讲解操作要点（01'30"）	导师讲解、示范
		观看协助他人戴无菌手套操作过程（0'30"）	视频

续表

时间	大章节	内容（时长）	授课方式
06:00～14:00	无接触式戴无菌手套	讲解操作要点（01'30"）	导师讲解、提问
		戴无菌手套注意事项（01'10"）	视频
14:00～16:30	脱无菌手术衣	观看脱无菌手术衣操作过程（00'45"）	视频
		穿脱无菌手术衣注意事项（00'40"）	视频
		讲解操作要点（01'05"）	导师讲解、示范
16:30～60:00	练习	提问（01'30"）	导师提问
		分两组练习	学员练习
60:00～	结束		

注：本部分授课时长60 min，导师与学员比例（1∶10）～（1∶8）。

课后习题

1. 练习戴无菌手套，以下操作不正确的是_____。
   A. 戴手套前先洗手，戴口罩和工作帽
   B. 戴上手套的右手持另一手的内面戴上左手
   C. 戴好手套的双手，放在腰部水平以上
   D. 脱手套时，将手套口翻转脱下

2. 穿无菌手术衣时，以下操作不正确的是_____。
   A. 穿无菌手术衣必须在手术间比较空旷的地方进行，一旦接触未消毒的物体，立即更换
   B. 若发现手术衣有破洞，应立即更换
   C. 穿好手术衣后，如手术不能立即开始，应将双手插入胸前特制衣带中，站立等待
   D. 穿好无菌手术衣人员可先解开腰间活结或接取腰带后戴无菌手套

3. 穿无菌手术衣和戴无菌手套后，无菌区域指_____。
   A. 肩、上肢、胸、腹前面
   B. 肩、上肢、腰部以上的前胸
   C. 上肢、胸腹的前面
   D. 肩以下、腰以上及两侧腋前线之间

4. 穿手术衣要求，以下哪项不正确？
   A. 不可将手术衣拿颠倒
   B. 不可用手抓衣领外面
   C. 不可用手捏拉衣领带
   D. 不可用手牵拉衣袖

5. 戴无菌手套的操作方法，不正确的是_____。
   A. 手套外面为无菌区，应保持无菌
   B. 未戴手套的手可触及手套的外面
   C. 发现手套破损应立即更换
   D. 不可强拉手套边缘，以免破损

6. 进行无菌操作时，无菌手套不慎被刺破或污染应_____。
   A. 立即消毒破口   B. 立即更换
   C. 再加戴一副无菌手套   D. 小心操作，不让破口碰及无菌物品

7. 手术常用戴手套方法是_____。
   A. 开放式自戴无菌手套   B. 封闭式自戴无菌手套
   C. 协助他人戴无菌手套   D. 以上都是

8. 连续手术时，要更换手套及手术衣，以下哪项正确？
   A. 不需更换   B. 先脱手术衣，再脱手套
   C. 先脱手套，再脱手术衣   D. 手部可随意接触

9. 手术进行中，术者前臂碰了有菌的地方，此时应_____。
   A. 更换另一手套   B. 重新洗手穿无菌衣、戴手套
   C. 重新更换手术无菌单   D. 加穿另一无菌袖套

10. 封闭式自戴无菌手套操作中，以下哪项是不正确的？
    A. 向近心端拉衣袖时用力不可过猛、袖口拉到拇指关节处即可
    B. 双手始终不能露出衣袖外，所有操作双手均在衣袖内
    C. 戴手套时，将反折边的手套口翻转过来包裹住袖口，不可将腕部裸露
    D. 隔着衣袖左手取出左手的无菌手套，扣于左手袖口上，手套的手指向上，各手指相对

（倪荔）

【答案】 1. B 2. D 3. D 4. C 5. B 6. B 7. D 8. B 9. D 10. D

手术区消毒与铺巾

学习目标

- 掌握手术区消毒与铺巾的步骤。
- 掌握外科无菌术的原则。
- 熟悉手术区消毒与铺巾的注意事项。
- 了解不同手术区域消毒的范围。

授课方法

- 播放视频。
- 暂停视频,提问学员手术区消毒与铺巾的目的和物品准备。
- 继续播放视频。
- 暂停视频,向学员展示手术区消毒与铺巾的要点和注意事项。
- 播放视频。
- 暂停视频,为学员介绍操作中常犯的错误。
- 提问学员手术区消毒与铺巾的步骤。
- 学员每2人配合,分组联系。
- 本部分结束,互动答疑。

用物准备

序 号	物 品	数量(件)	备 注
1	全身模拟人	2	每工作台1个
2	手术无菌巾包	2	每工作台1个
3	持物罐	2	每工作台1个
4	长镊	2	每工作台1个
5	卵圆钳	2	每工作台1个

续表

序 号	物 品	数量（件）	备 注
6	消毒药碗	2	每工作台1个
7	巾钳包	2	每工作台1个
8	碘伏消毒剂	2	每工作台1瓶
9	帽子	12	每工作台6个
10	口罩	12	每工作台6个
11	无菌手套	12	每工作台6副
12	无菌纱布	12	每工作台6块

外科

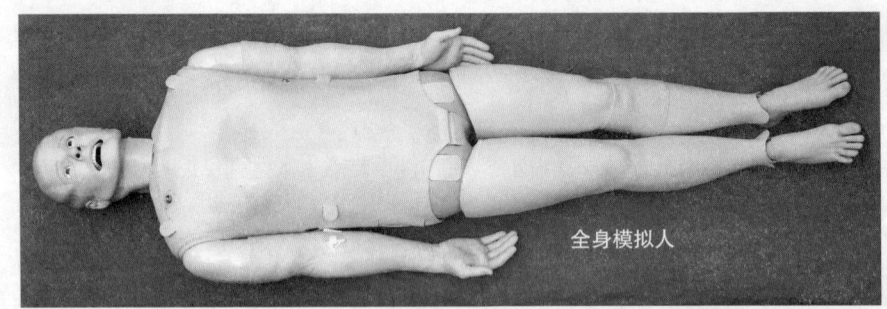

全身模拟人

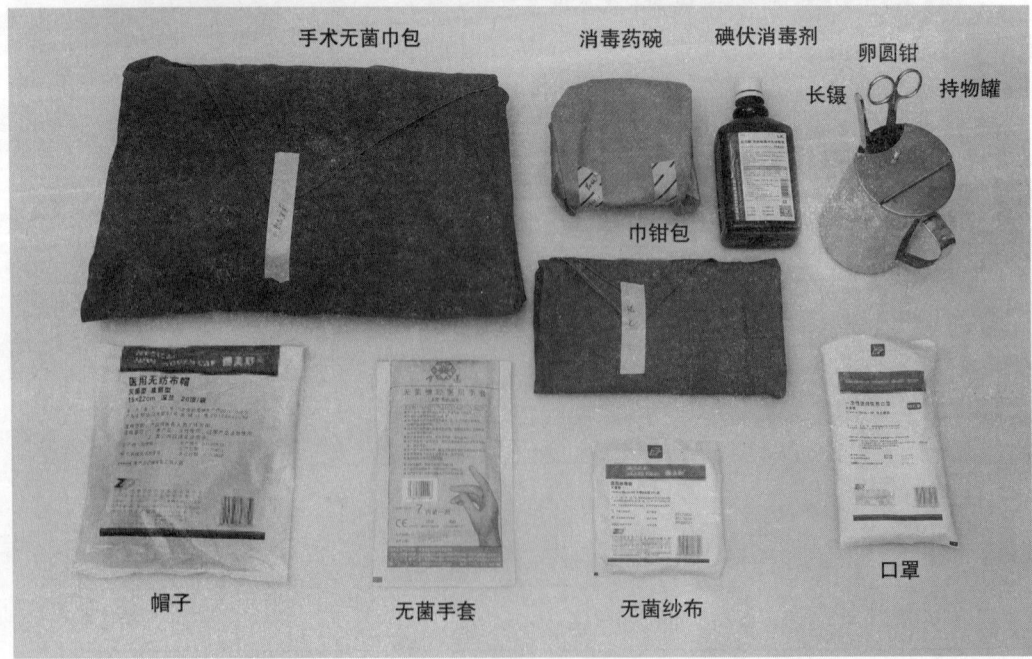

手术无菌巾包　消毒药碗　碘伏消毒剂　卵圆钳　长镊　持物罐　巾钳包　帽子　无菌手套　无菌纱布　口罩

材料对照彩图

授课流程

时　间	大　章　节	内容（时长）	授　课　方　式
00：00～02：00	目的、适应证、注意事项	手术区消毒与铺巾的目的、适应证、注意事项（00'45″）	视频
		讨论（01'15″）	导师主持
02：00～04：30	操作前准备	操作前准备（01'00″）	视频
		讨论（01'30″）	导师主持
04：30～12：00	操作过程	消毒与铺巾的步骤（01'30″）	视频
		示范消毒铺巾（00'60″）	导师示范
		操作过程（01'30″）	视频
		讲解操作要点（04'00″）	导师讲解、示范
12：00～14：00	注意事项	注意事项（30″）	视频
		提问（01'30″）	导师提问
14：00～60：00	练习	分两组练习	学员练习
60：00～		结束	

注：本部分授课时长60 min，导师与学员比例（1∶8）～（1∶6）。

课后习题

1. 煮沸法杀灭带芽孢杆菌所需时间为_____。
   A. 15 min　　　　　　B. 30 min　　　　　　C. 45 min
   D. 60 min　　　　　　E. 120 min

2. 穿无菌衣和戴无菌手套后，必须保持的无菌地带除双上肢外，还需包括_____。
   A. 整个胸、腹、背部
   B. 整个颈、胸、腹、背、肩部
   C. 腰部以上的前胸和背部
   D. 腰部以上的前胸和侧胸
   E. 腰部以上的前胸和背部

3. 手术区皮肤消毒范围，应包括手术切口周围_____的区域。
   A. 5 cm　　　　　　　B. 10 cm　　　　　　C. 15 cm
   D. 20 cm　　　　　　 E. 25 cm

4. 横结肠造瘘术后患者施行瘘口关闭手术，手术区皮肤消毒涂擦消毒剂的顺序是_____。
   A. 由手术区中心向四周涂擦
   B. 由手术区外周向瘘口周围涂擦
   C. 由手术区的上方向下方涂擦
   D. 由手术区的一侧向另一侧涂擦
   E. 以上均不对

5. 对绿脓杆菌感染手术后的手术室消毒，其正确处理方法为_____。
   A. 用0.1%新洁尔灭溶液消毒
   B. 用40%甲醛溶液消毒手术室
   C. 用0.1%次氯酸钠水溶液消毒
   D. 用乳酸空气消毒法
   E. 先用乳酸空气消毒法，再用0.1%新洁尔灭溶液擦洗室内物品

6. 手臂消毒法，可以起到_____的作用。
   A. 消除和杀灭皮肤表面与深处的细菌
   B. 仅能消除和杀灭皮肤表面的细菌
   C. 减少皮肤表面的细菌
   D. 降低皮肤表面和深处细菌的毒性
   E. 防止皮脂腺、毛囊里的细菌污染伤口

7. 面部疖肿手术时，皮肤消毒比较正确的方法是_____。
   A. 先用3%碘酊，后用70%乙醇，由手术中心向周围涂擦皮肤
   B. 先用3%碘酊，后用70%乙醇，由手术周围向中心
   C. 70%乙醇，周围向中心
   D. 70%乙醇，中心向周围
   E. 1∶1 000新洁尔灭，中心向周围

8. 铺无菌巾下垂应超过手术床边_____。
   A. 30 cm   B. 20 cm   C. 40 cm   D. 60 cm
   E. 50 cm

9. 手术区域的无菌布单覆盖正确的是_____。
   A. 8层   B. 4层   C. 4～6层   D. 6层
   E. 4～8层

10. 上腹部手术的消毒范围包括_____。
    A. 乳头连线以下，脐以上
    B. 剑突以下，脐以上
    C. 乳头连线以下，耻骨联合以上
    D. 锁骨以下至腹股沟韧带
    E. 锁骨一下，双侧髂前上棘联系以上

（高玮）

【答案】 1. D   2. D   3. C   4. B   5. E   6. B   7. C   8. A   9. C   10. C

手术基本操作

学习目标

- 掌握手术基本操作的方法。
- 熟悉常用手术器械及其正确的使用方法。
- 熟悉手术基本操作中的小技巧。

授课方法

- 播放视频。
- 暂停视频,讲解"切开"操作、手术刀片的选择、手术刀的特征及握持方法。使用模拟人皮,演示左手绷紧皮肤,右手运刀。讲解运刀的方法,切开的深度。
- 继续播放视频。
- 暂停视频,讲解"缝合"操作、缝针的选择、持针钳的使用手法、左手血管钳代替镊子的方法、夹针的位置。
- 继续播放视频,演示方结、打结手法,讲解深部打结器的构造原理。
- 继续播放视频,演示剪刀的使用方法,讲解拆线。
- 学员分2组进行练习,导师进行指导。
- 本部分结束,询问学员有无问题。

用物准备

序 号	物 品	数量(件)	备 注
1	外科手术箱	2	每工作台1个
2	无菌钳包	2	每工作台1个
3	带线缝合针	若干	每工作台1个
4	切开缝合模型	2	每工作台1个

续表

序 号	物 品	数量（件）	备 注
5	打结训练器	2	每工作台1个
6	粗染色线	2	每工作台1个
7	线卷	4	每工作台1个
8	口罩	12	每学员1个
9	帽子	12	每学员1个
10	无菌手套	12	每学员1个
11	无菌纱布	若干	每工作台数块

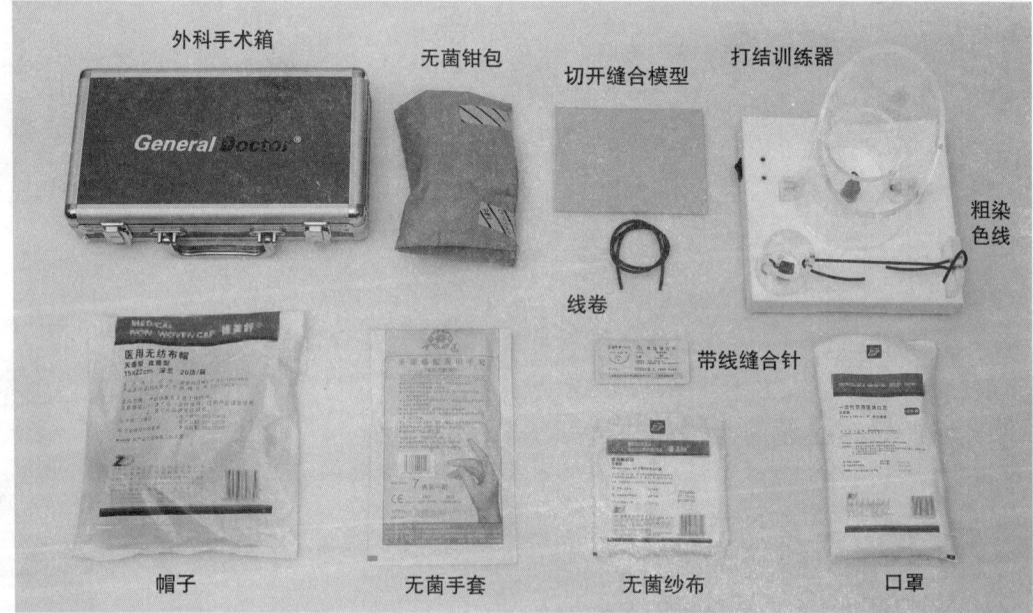

材料对照彩图

授课流程

时 间	大 章 节	内容（时长）	授 课 方 式
00:00～07:00	通过观看视频初步了解授课内容	播放视频	视频
07:00～9:00	切开	讲解"切开"操作	导师讲解、示范

续表

时　间	大章节	内容（时长）	授课方式
9：00～11：00	缝合	讲解"缝合"操作	导师讲解、示范
11：00～14：00	打结	讲解"打结"操作	导师讲解、示范
14：00～15：00	拆线	讲解"拆线"操作	导师讲解、示范
15：00～60：00	练习	分两组练习	学员练习，导师指导
60：00～	结束		

注：本部分授课时长60 min，导师与学员比例（1：10）～（1：8）。

课后习题

1. 切开皮肤常用_____。
   A. 圆刃刀片　　　　B. 弯刃刀片　　　　C. 三角刀片　　　　D. 球头刀片

2. 切开皮肤的执刀方法为_____。（多选）
   A. 抓持式　　　　　B. 执弓式　　　　　C. 执笔式　　　　　D. 挑刀式

3. 切皮的深度一般至_____。
   A. 脂肪层　　　　　B. 表皮层　　　　　C. 真皮层上1/3　　D. 真皮层上2/3

4. 切开皮肤后脂肪层小血管出血最迅速有效的止血方法是_____。
   A. 压迫止血　　　　B. 电凝止血　　　　C. 结扎止血　　　　D. 贴止血纱布

5. 胆囊切除术中，遇到动脉搏动性出血时，最迅速有效的止血方法是_____。
   A. 压迫止血　　　　B. 电凝止血　　　　C. 结扎止血　　　　D. 贴止血纱布

6. 左手持血管钳的手指为_____和_____。
   A. 拇指　　　　　　B. 食指　　　　　　C. 中指　　　　　　D. 环指

7. 深部打结时，收线打紧线节时推线的手指为_____。
   A. 拇指　　　　　　B. 食指　　　　　　C. 中指　　　　　　D. 环指

8. 上腹部手术切口拆线时间一般为术后第_____。
   A. 4～5天　　　　B. 7～10天　　　　C. 10～14天　　　D. 3～4周

9. 甲状腺手术切口拆线时间一般为术后第_____。
   A. 4～5天　　　　B. 7～10天　　　　C. 10～14天　　　D. 3～4周

10. 膝关节手术切口拆线时间一般为术后第_____。
    A. 4～5天　　　　B. 7～10天　　　　C. 10～14天　　　D. 3～4周

（沈冬威）

【答案】1. A　2. AB　3. D　4. B　5. C　6. A，B　7. B　8. B　9. A　10. C

开放性伤口止血包扎

学习目标

- 掌握止血带的使用。
- 掌握开放性伤口止血包扎的操作。

授课方法

- 播放视频。
- 暂停视频,提问学员现场急救的主要关注点。
- 播放止血过程视频。
- 暂停视频,向学员展示止血带等止血物品及其注意事项。
- 继续播放特殊部位的止血视频。
- 暂停视频,向学员讲解止血的要点。
- 继续播放开放性伤口止血包扎视频。
- 暂停视频,讲解包扎物品的准备及注意点。
- 继续播放视频,直至结束。
- 演示不同的包扎技巧以及三角巾的应用。
- 学员每2人配合,分组练习。
- 本部分结束,询问学员有无问题。

用物准备

序 号	物 品	数量(件)	备 注
1	止血包扎模型	2	每工作台1个
2	止血带	2	每工作台1个
3	棉垫	4	每工作台2个
4	无菌纱布	4	每工作台2个
5	绷带	4	每工作台2个
6	消毒剂	2	每工作台1个
7	三角巾	4	每工作台2个
8	夹板	4	每工作台2个

材料对照彩图

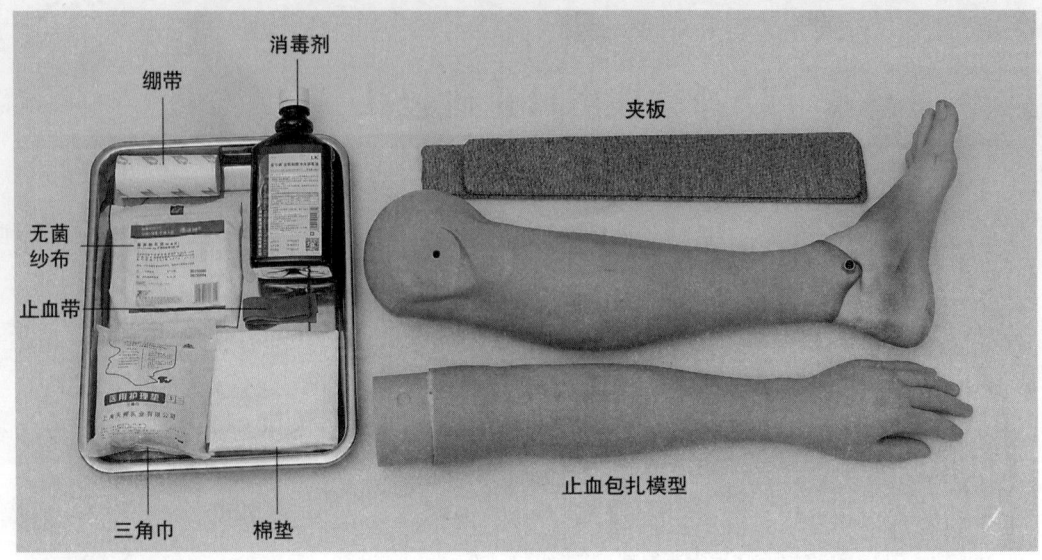

授课流程

时　间	大 章 节	内容（时长）	授 课 方 式
00:00～02:00	目的、适应证、注意事项	目的、适应证、注意事项（00'45″）	视频
		讨论（01'15″）	导师主持
02:00～05:00	操作前准备	操作前准备（01'53″）	视频
		讨论（01'07″）	导师主持
05:00～12:00	操作过程	止血过程演示（00'30″）	视频
		止血带的正确使用（00'30″）	导师示范
		包扎过程演示（01'52″）	视频
		包扎的操作要点（05'00″）	导师讲解、示范
12:00～14:00	注意事项	注意事项（30″）	视频
		提问（01'30″）	导师提问
14:00～60:00	练习	分两组练习	学员练习
60:00～		结束	

注：本部分授课时长60 min，导师与学员比例1∶8。

课后习题

1. 四肢行止血带止血时单次最常可以连续使用_____。
   A. 30 min　　　　　　B. 45 min　　　　　　C. 60 min
   D. 75 min　　　　　　E. 90 min

2. 以前臂损伤为例，如何简单快速判定止血有效？
   A. 桡动脉搏动消失　　B. 尺动脉搏动消失　　C. 肱动脉搏动消失
   D. 患者血压进行性下降　　E. 甲床充盈不良

3. 骨折行夹板固定时，为了保证固定效果，以下哪项是不正确的？
   A. 固定长度超过邻近的两个关节
   B. 使用两块以上的夹板
   C. 使用预制夹板
   D. 使用一块夹板
   E. 绷带固定后在夹板上的横向位移小于1 cm

4. 开放性损伤争取尽早清创手术的黄金时间是_____。
   A. 3～5 h　　　　　　B. 4～6 h　　　　　　C. 6～8 h
   D. 8～10 h　　　　　 E. 10～12 h

5. 开放性骨折合并关节脱位或关节外露时_____。
   A. 马上还纳并且包扎
   B. 不要还纳包扎外露骨折端并抓紧转运
   C. 直接转运
   D. 仅作夹板固定
   E. 紧急清创缝合

6. 止血带结扎后释放时间为_____。
   A. 30～45 min　　　　B. 15～30 min　　　　C. 10～15 min
   D. 5～10 min　　　　 E. 3～5 min

7. 上肢止血带的绕扎部位是_____。
   A. 前臂上1/3　　　　 B. 上臂下1/3　　　　 C. 上臂中1/3
   D. 上臂上1/3　　　　 E. 前臂下1/3

8. 下肢止血带的绕扎部位是_____。
   A. 大腿中 1/3　　　　B. 大腿下 1/3　　　　C. 大腿上 1/3
   D. 小腿上 1/3　　　　E. 小腿下 1/3

9. 螺旋形绷带包扎法绷带间需要重叠的范围是_____。
   A. 1/3～1/2　　　　B. 1/4～1/3　　　　C. 1/5～1/4
   D. 1/2 以上　　　　E. 无需重叠

10. 患者大腿中段骨折，可选的固定方式，以下不正确的是_____。
    A. 将患侧同健侧进行固定　　　　　　B. 应用长夹板固定
    C. 使用支具进行临时固定　　　　　　D. 三角巾固定

（沈彬）

【答案】 1. C　2. A　3. D　4. C　5. B　6. E　7. D　8. B　9. A　10. D

脊柱损伤搬运

学习目标

- 掌握脊柱损伤搬运的目的。
- 掌握脊柱损伤搬运所需物品准备。
- 掌握脊柱损伤搬运的操作流程。
- 熟悉脊柱损伤搬运的注意事项。

授课方法

- 播放视频。
- 暂停视频,提问学员脊柱损伤搬运目的、适应证、注意事项。
- 继续播放视频。
- 暂停视频,向学员展示脊柱损伤搬运的各项物品检查方法、病员准备。
- 继续播放视频。
- 暂停视频,向学员展示颈托使用方法。
- 继续播放视频。
- 暂停视频,讲解操作要点。
- 继续播放视频,直至结束。
- 提问脊柱损伤搬运的目的、注意事项。
- 学员每4人配合,分组练习。
- 本部分结束,询问学员有无问题。

用物准备

序 号	物 品	数量(件)	备 注
1	成人全身模拟人	2	每组1个
2	脊柱固定担架	2	每组1个
3	固定带	8	每组4条

续表

序 号	物 品	数量（件）	备 注
4	颈托	2	每组1个
5	急救箱	2	每组1个
6	头部固定器	2	每组1个

材料对照彩图

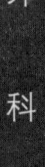

外科

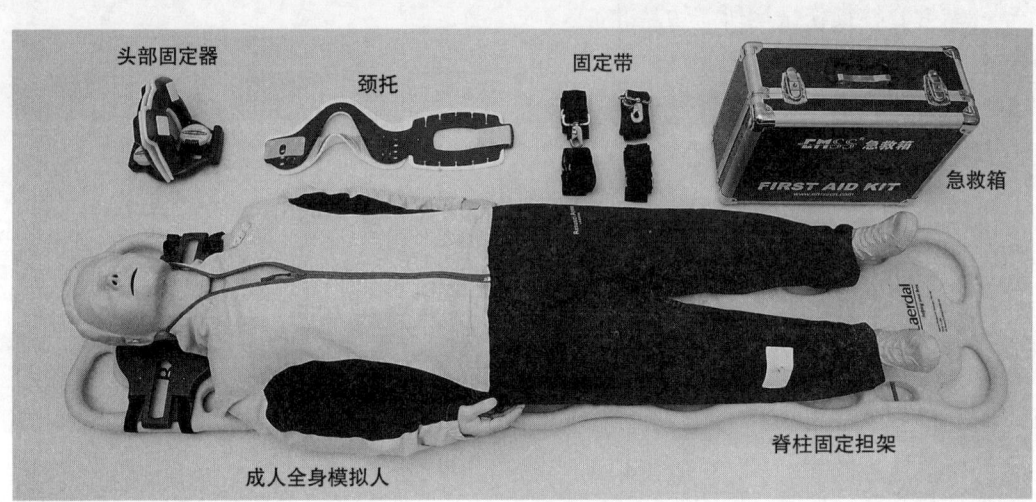

授课流程

时 间	大 章 节	内 容（时长）	授 课 方 式
00:00～02:00	目的、适应证、注意事项	脊柱损伤搬运的目的、适应证、注意事项（00'45″）	视频
		讨论（01'15″）	导师主持
02:00～05:00	操作前准备	操作前准备（01'53″）	视频
		讨论（01'07″）	导师主持
05:00～12:00	操作过程	颈托使用（00'30″）	视频
		示范颈托使用（00'30″）	导师示范
		操作过程（01'52″）	视频
		讲解操作要点（05'00″）	导师讲解、示范

续表

时 间	大 章 节	内容（时长）	授 课 方 式
12:00～14:00	注意事项	注意事项（30″） 提问（01′30″）	视频 导师提问
14:00～60:00	练习	分两组练习	学员练习
60:00～		结束	

注：本部分授课时长60 min，导师与学员比例（1∶10）～（1∶8）。

课后习题

1. 到达指定地点进行脊柱搬运操作时第一个步骤是_____。
   A. 现场评估（确认环境安全） B. 评估伤情
   C. 评估生命体征 D. 处理出血

2. 进行转运时医生指挥，平稳抬起伤者，顺序是_____。
   A. 足部在前先行，术者在头侧
   B. 足部在前先行，术者在尾侧
   C. 头部在前先行，术者在头侧
   D. 足部在前先行，术者在尾侧

3. 以下哪项不是脊柱板上固定伤员4条带子位置？
   A. 胸与肱骨水平 B. 前臂与腰水平
   C. 颈部水平 D. 小腿水平

4. 进行脊柱搬运操作最少需要_____人。
   A. 2 B. 3 C. 4 D. 5

5. 脊柱搬运时翻身搬运的原则是_____翻身。
   A. 轴向（同轴） B. 同步 C. 同时 D. 配合

6. 以下哪项不是脊柱搬运常规准备物品？
   A. 脊柱固定担架 B. 三角巾 C. 颈托 D. 头部固定器

7. 脊柱屈曲型损伤最常发生的部位是_____。
   A. 颈椎 B. 颈胸椎交界处 C. 胸腰段 D. 腰椎

8. 搬运脊柱骨折患者，以下搬运工具中不适宜使用的是_____。
   A. 门板　　　　　　B. 木质床板　　　　C. 软担架　　　　D. 长方形宽木板

9. 搬运脊柱骨折患者的正确方法是_____。
   A. 4人用软担架搬运　　　　　　B. 3人平托放于硬板上搬运
   C. 2人抱持搬运　　　　　　　　D. 1人背负搬运

（麻彬）

【答案】1. A　2. A　3. C　4. C　5. A　6. B　7. C　8. C　9. B

换药

学习目标

- 掌握换药的目的。
- 掌握换药所需物品准备。
- 掌握换药的操作流程。
- 熟悉换药的注意事项。

授课方法

- 播放视频。
- 暂停视频,提问学员换药的目的、适应证、禁忌证。
- 继续播放视频。
- 暂停视频,向学员展示换药的各项物品检查方法、病员准备。
- 继续播放视频。
- 暂停视频,向学员展示换药手法。
- 继续播放视频。
- 暂停视频,讲解操作要点。
- 继续播放视频,直至结束。
- 提问换药的思考题。
- 学员每4人一模具配合,分组练习。
- 本部分结束,询问学员有无问题。

用物准备

序 号	物 品	数量(件)	备 注
1	换药模型	3	每工作台1个
2	碘伏棉球	若干	每工作台2个
3	生理盐水棉球	若干	每工作台1个
4	持物罐	3	每工作台1个

续表

序号	物品	数量（件）	备注
5	无菌纱布	若干	每工作台1个
6	胶布	3	每工作台1个
7	无菌手套	12	每工作台6副
8	帽子	12	每工作台6个
9	口罩	12	每工作台6个
10	换药包	2	每工作台1个
11	长镊	2	每工作台1个
12	剪刀	2	每工作台1个

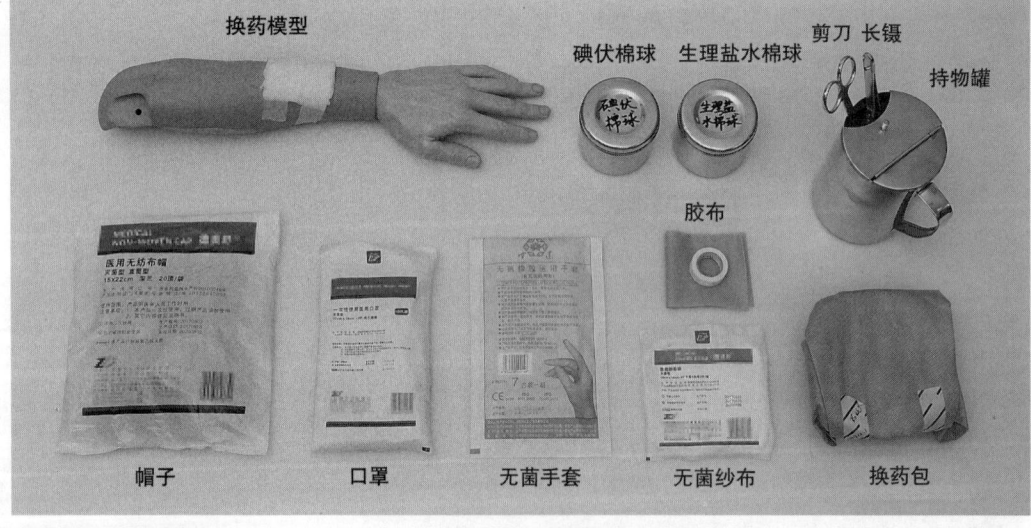

材料对照彩图

授课流程

时间	大章节	内容（时长）	授课方式
00:00～02:00	目的、适应证、注意事项	换药的目的、适应证、注意事项（00′45″）	视频
		讨论（01′15″）	导师主持

续表

时 间	大章节	内容（时长）	授课方式
02：00～07：00	操作前准备	操作前准备，包括患者、学员及用物准备（01′53″）	视频
		讨论（01′07″）	导师主持
07：00～12：00	操作过程	换药操作手法（00′30″）	视频
		换药操作手法（00′30″）	导师示范
		操作过程（01′52″）	视频
		讲解操作要点（05′00″）	导师讲解、示范
12：00～14：00	注意事项	注意事项（30″）	视频
		提问（01′30″）	导师提问
14：00～60：00	练习	分两组练习	学员练习
60：00～		结束	

注：本部分授课时长60 min，导师与学员比例（1∶10）～（1∶8）。

课后习题

1. 换药的目的是_____。
   A. 患者要求换药
   B. 上级医师查看切口后常规操作
   C. 便于观察切口情况
   D. 预防和控制创面感染，消除妨碍伤口愈合因素，促进伤口愈合

2. 换药的适应证，以下哪项是不正确的？
   A. 手术后无菌的伤口，如无特殊反应，3～5天后第一次换药
   B. 橡皮管引流伤口，术后2～3天换药，根据引流情况决定更换或拔除时间，时间越长越好
   C. 感染伤口，分泌物较多，应每天换药1次
   D. 新鲜肉芽创面，隔1～2天换药1次

3. 以下哪项是换药的禁忌证？
   A. 各种病情危重，生命体征不平稳的患者如休克，防止因换药影响患者的抢救或因换药疼痛加重病情变化
   B. 患者及家属拒绝换药

C. 感染伤口，分泌物比较多
D. 严重感染或置引流的伤口及粪瘘等

4. 换药应准备的物品有_____。
   A. 口罩、帽子、无菌手套、换药碗、棉球、纱布、换药模型
   B. 无菌手套、口罩、帽子、碘伏棉球、生理盐水棉球、纱布、胶布、换药模型
   C. 无菌手套、生理盐水棉球、纱布、胶布、换药模型、碘伏棉球
   D. 口罩、帽子、无菌手套、换药包、碘伏棉球、生理盐水棉球、纱布、胶布、换药模型

5. 换药的操作步骤是_____。
   A. 洗手、戴口罩帽子、准备物品、移除敷料、消毒切口、覆盖敷料、贴胶布、处理污物
   B. 戴口罩帽子、洗手、准备物品、移除敷料、消毒切口、覆盖敷料、贴胶布、处理污物
   C. 洗手、戴无菌手套、口罩帽子、准备物品、移除敷料、消毒切口、覆盖敷料、贴胶布、处理污物
   D. 准备物品、洗手、戴口罩帽子、戴无菌手套、移除敷料、消毒切口、覆盖敷料、贴胶布、处理污物

6. 当遇到切口有分泌物时，换药时应_____。
   A. 用碘伏棉球擦拭并消毒伤口内脓液或分泌物，拭净后放置敷料覆盖伤口
   B. 用生理盐水棉球轻拭去伤口内脓液或分泌物，拭净后根据不同伤口选择用药或适当安放引流物
   C. 用生理盐水棉球轻拭去伤口内脓液或分泌物，拭净后无须放置引流物
   D. 用碘伏棉球擦拭并消毒伤口内脓液或分泌物，拭净后敞开伤口，无须放置任何敷料

7. 以下哪个换药步骤是不正确的？
   A. 换药前操作者应洗手，并戴好帽子和口罩
   B. 充分暴露换药区域，移去外层敷料。用镊子或血管钳轻轻揭去内层敷料
   C. 一只镊子或血管钳直接用于接触伤口，另一镊子或血管钳用于传递换药碗中物品
   D. 贴胶布方向应与肢体或躯干长轴平行

8. 以下哪项换药顺序是正确的？
   A. 先换感染切口，后清洁切口，对气性坏疽、破伤风等伤口必须优先换药或指定专人负责

B. 先无菌伤口，后感染伤口，对特异性感染伤口，如气性坏疽、破伤风等，应在最后换药或指定专人负责

C. 先换较靠近换药室的患者，后依次到较远的病房患者

D. 先换上级医师揭开纱布的患者，后换无菌切口，最后换感染伤口

9. 特殊感染伤口的换药，如气性坏疽、破伤风、绿脓杆菌等感染伤口，需按以下步骤执行，除了_____。

   A. 换药时需用大量的消毒棉球对切口大范围的消毒

   B. 换药时必须严格执行隔离技术

   C. 除必要物品外，不带其他物品

   D. 用过的器械要专门处理，敷料要焚毁或深埋

10. 以下均是无菌操作技术原则，除了_____。

    A. 凡接触伤口的物品，均须无菌

    B. 防止污染及交叉感染，各种无菌敷料从容器内取出后，不得放回

    C. 污染的敷料须放入弯盘或污物桶内，不得随便乱丢

    D. 以上均不是

（杨永康）

【答案】1.D 2.B 3.A 4.D 5.A 6.B 7.D 8.B 9.A 10.D

拔甲术

学习目标

- 掌握拔甲术的目的。
- 掌握拔甲术所需物品准备。
- 掌握拔甲术的操作步骤。
- 熟悉拔甲术的注意事项。

授课方法

- 播放视频。
- 暂停视频,提问学员拔甲术的目的、适应证、禁忌证。
- 继续播放视频。
- 暂停视频,向学员展示拔甲术的各项物品准备。
- 继续播放视频。
- 暂停视频,讲解操作要点。
- 继续播放视频,直至结束。
- 讲解注意事项。
- 思考题提问。
- 学员每2人配合,分组练习。
- 本部分结束,询问学员有无问题。

用物准备

序 号	物 品	数量(件)	备 注
1	拔甲模型	2	每工作台1个
2	5 mL注射器	2	每工作台1个
3	2%利多卡因注射液	2	每工作台1个
4	无菌手套	8～12	每工作台4～6个
5	凡士林纱布	2	每工作台1个

续表

序 号	物 品	数量（件）	备 注
6	无菌纱布	4	每工作台2个
7	止血带	2	每工作台1个
8	帽子	若干	每学员1个
9	口罩	若干	每学员1个
10	清创包	2	每工作台1个

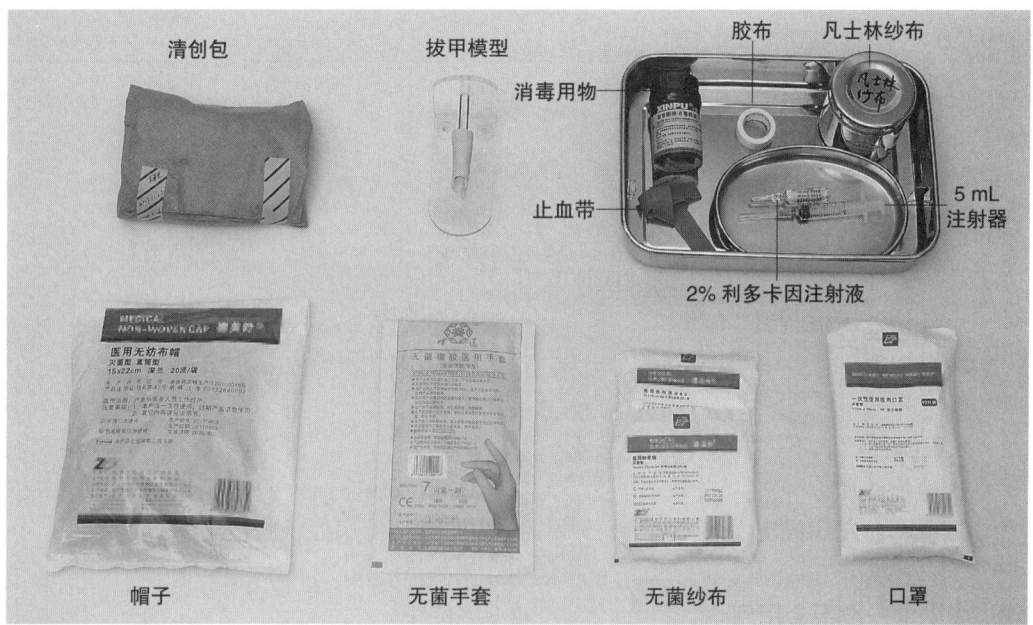

材料对照彩图

拔甲术

授课流程

时 间	大章节	内容（时长）	授课方式
00:00～03:00	目的、适应证、注意事项	拔甲术的目的、适应证、注意事项（00'55"）	视频
		讨论（02'05"）	导师主持
03:00～06:00	术前准备、用物准备	操作前准备（00'55"）	视频
		讨论（02'05"）	导师主持

续表

时　间	大章节	内容（时长）	授课方式
06:00～15:00	操作步骤	消毒铺巾及麻醉（01'22"）	视频
		消毒铺巾及麻醉（01'38"）	导师示范
		操作过程（02'48"）	视频
		讲解操作要点（03'12"）	导师讲解、示范
15:00～20:00	注意事项	注意事项（01'30"）	视频
		提问（03'30"）	导师讲解、提问
20:00～60:00	练习	分两组练习（20'00"）	学员练习
60:00～	结束		

注：本部分授课时长60 min，导师与学员比例（1:12）～（1:8）。

课后习题

1. 以下哪种疾病不是拔甲术的适应证？
   A. 外伤致甲根断裂　　　　　　　B. 外伤致甲板与甲床分离
   C. 甲沟炎　　　　　　　　　　　D. 顽固性甲癣

2. 以下哪种疾病不是拔甲术的禁忌证？
   A. 瘢痕体质　　　　　　　　　　B. 糖尿病
   C. 患有血友病或出血倾向者　　　D. 有精神病症状或情绪不稳定者

3. 拔甲术一般不会用到_____。
   A. 血管钳　　　B. 尖刃刀　　　C. 凡士林纱布　　　D. 持针钳

4. 拔甲术最常用的麻醉方法是_____。
   A. 指（趾）神经麻醉　　　　　　B. 局部浸润麻醉
   C. 椎管麻醉　　　　　　　　　　D. 全身麻醉

5. 为减少拔甲术中的出血，可采用以下哪种措施？
   A. 利多卡因内加入肾上腺素　　　B. 利多卡因内加入去甲肾上腺素
   C. 止血带或橡皮筋　　　　　　　D. 电刀

6. 以2%的利多卡因进行指神经麻醉时，每指最大剂量为_____。
   A. 2 mL　　　B. 5 mL　　　C. 10 mL　　　D. 20 mL

7. 拔甲后，一般以_____覆盖甲床创面。
   A. 利凡诺纱布　　　B. 酒精纱布　　　C. 碘仿纱布　　　D. 凡士林纱布

8. 除了_____，其他都可以减少甲板变形的发生？
   A. 保护甲上皮　　　B. 修补甲床　　　C. 清除残留甲刺　　　D. 每天换药

9. 甲沟炎的治疗措施一般不用_____。
   A. 拔甲治疗　　　B. 局敷治疗　　　C. 抗身素治疗　　　D. 切开引流治疗

10. 以下哪项是拔甲术的最常见的并发症？
    A. 细菌感染　　　B. 真菌感染　　　C. 出血　　　D. 慢性疼痛

（朱晓强）

【答案】 1. C 2. B 3. D 4. A 5. C 6. B 7. D 8. D 9. A 10. B

体表肿物切除术

学习目标

- 掌握体表肿物切除术的适应证。
- 掌握手术器械的熟悉。
- 掌握无菌术及体表肿物切除术的技巧。
- 熟悉门诊手术病例书写。

授课方法

- 播放视频。
- 重点交代体表肿物切除术的特点。
- 继续播放视频。
- 暂停视频,分析门诊手术室特点。
- 继续播放视频。
- 暂停视频,讲解体表肿物切除术的技巧,以及切开、暴露、止血、切除、缝合等操作要点。
- 继续播放视频,直至结束。
- 重点交代门诊手术病理。

用物准备

序 号	物 品	数量(件)	备 注
1	缝合包	1	每工作台1个
2	外科手术箱	1	每工作台1个
3	体表肿物模型	1	每工作台1个
4	带线缝合针	2	每工作台1套
5	无菌纱布	6	每工作台1套
6	胶布	1	每工作台1个
7	弯盘	2	每工作台1套

续表

序　号	物　品	数量（件）	备　注
8	无菌手套	若干	每学员1副
9	持物罐	1	每工作台1个
10	帽子、口罩	2	每工作台1套
11	5 mL注射器	1	每工作台1个
12	2%利多卡因注射液	1	每工作台1支
13	碘伏棉球	1	每工作台1个

注：以1台手术台为单位，主刀1人，第一助手1人。

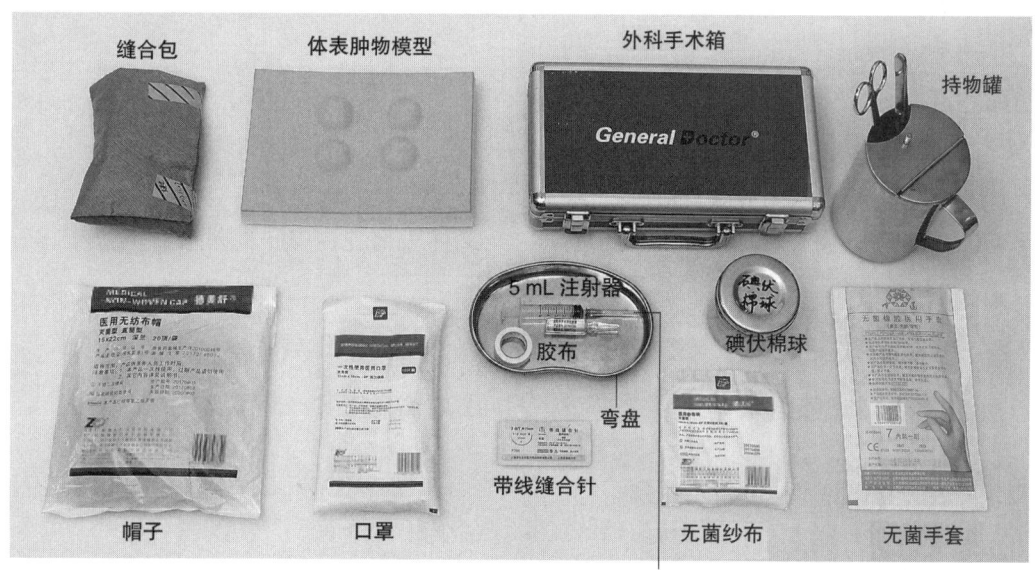

材料对照彩图

授课流程

时　间	大章节	内容（时长）	授课方式
00:00～02:00	目的、适应证、注意事项	体表肿物切除术的目的、适应证、注意事项（00′45″）	视频
		提问	导师提问
02:00～05:00	操作前准备	操作前准备	视频
		讨论	导师主持

续表

时间	大章节	内容（时长）	授课方式
05:00～ 12:00	操作过程	讲解	视频
		切开、分离暴露	导师示范
		切开	视频
		切除、止血、缝合	导师讲解、示范
12:00～ 14:00	注意事项	门诊手术记录	视频
		讨论	导师提问
14:00～ 60:00	练习	分两组练习	学员练习
60:00～		结束	

注：本部分授课时长60 min，导师与学员比例（1∶10）～（1∶8）。

课后习题

1. 以下哪种情况需要暂缓体表肿物切除术？
    A. 体表部肿块周围皮肤红肿　　　　　　B. 患者近期有感冒
    C. 患者有口服阿司匹林等抗凝药物　　　D. 体表部肿物皮肤真菌感染

2. 以下哪种情况不适宜在门诊行体表肿物切除术？
    A. 瘢痕体质　　　　　　　　　　　　　B. 糖尿病
    C. 患者高龄，无家属陪伴　　　　　　　D. 有高血压

3. 体表肿物切除术一般不会用到_____。
    A. 血管钳　　　　B. 尖刃刀　　　　C. 凡士林纱布　　　　D. 持针钳

4. 体表肿物切除术常用的麻醉方法是_____。
    A. 静脉麻醉　　　B. 局部浸润麻醉　　C. 椎管麻醉　　　　D. 全身麻醉

5. 提高门诊手术体表肿物切除术治疗的质量，可采用以下措施，除了_____。
    A. 选择合理的大小的体表部肿物　　　　B. 人员允许情况，尽量二人共同手术
    C. 选择合理的手术时机　　　　　　　　D. 提高手术手术费

6. 局部麻醉常用药物是_____。
    A. 利多卡因　　　B. 普鲁卡因　　　　C. 芬太尼　　　　　D. 依托咪酯

7. 体表肿物切除术中采用以下止血方法,除了_____。
   A. 局部压迫　　　　　　　　　　B. 血管钳钳夹止血
   C. 缝合止血　　　　　　　　　　D. 止血纱布填塞

8. 下腹部体表肿物切除术后拆线时间为_____。
   A. 4～5天　　　B. 12～14天　　　C. 16天　　　D. 7～9天

9. 体表肿物切除术后,以下哪项治疗不合理?
   A. 口服抗生素　　　　　　　　　B. 定期换药
   C. 按时拆线　　　　　　　　　　D. 手术区域局部减少活动

10. 以下哪项是体表肿物手术后的常见的并发症?
    A. 细菌感染　　B. 真菌感染　　C. 出血　　D. 慢性疼痛

(过欣来)

【答案】1. C　2. C　3. C　4. B　5. D　6. A　7. D　8. D　9. A　10. C

脓肿切开引流术

学习目标

- 掌握脓肿切开引流术的目的。
- 掌握脓肿切开引流术所需物品准备。
- 掌握脓肿切开引流术的操作流程。
- 熟悉脓肿切开引流术的注意事项。

授课方法

- 播放视频。
- 暂停视频,提问学员脓肿切开引流术的目的、适应证。
- 继续播放视频。
- 暂停视频,向学员展示脓肿切开引流术的各项物品准备。
- 继续播放视频。
- 暂停视频,向学员示范消毒、铺巾、局部浸润麻醉的操作技巧。
- 继续播放视频。
- 暂停视频,讲解脓肿切开引流术的操作要点。
- 继续播放视频,直至结束。
- 提问脓肿切开引流术的注意事项,脓肿切开引流术后是否还要缝合。
- 学员单人操作,分组练习。
- 本部分结束,询问学员有无问题。

用物准备

序 号	物 品	数量(件)	备 注
1	脓肿切开引流模型	1	每工作台1个
2	手术包	1	每工作台1个
3	5 mL注射器	2	每工作台1个
4	2%利多卡因注射液	1	每工作台1支

续表

序 号	物 品	数量（件）	备 注
5	脓液培养管	1	每工作台1个
6	持物罐	1	每工作台1个
7	带线缝合针	1	每工作台1把
8	无菌纱布	2	每工作台2包
9	凡士林纱布	1	每工作台1包
10	碘伏棉球	6	每工作台6个
11	无菌手套	6	每工作台6副
12	胶布	1	每工作台1个
13	帽子	6	每工作台6个
14	口罩	6	每工作台6个

脓肿切开引流术

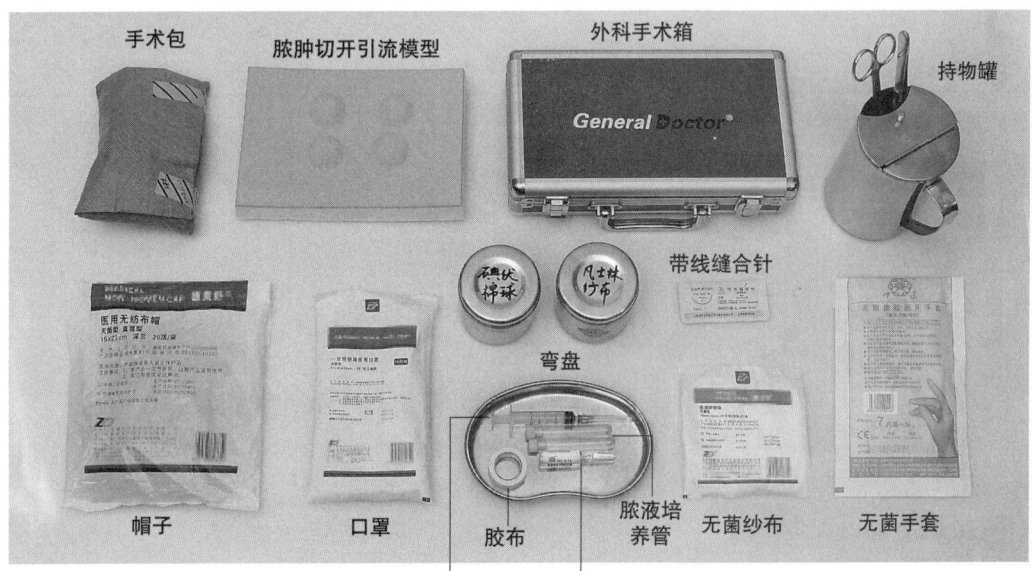

材料对照彩图

授课流程

时 间	大 章 节	内容（时长）	授课方式
00:00～02:00	目的、适应证、注意事项	脓肿切开引流术的目的、适应证、注意事项（00'50"）	视频
		讨论（01'10"）	导师主持

时间	大章节	内容（时长）	授课方式
02:00～05:00	操作前准备	操作前患者准备、展示物品准备（01'30"）	视频
		讲解重要器械安装使用方法（01'30"）	导师讲解
05:00～18:00	操作过程	示范消毒、铺巾（01'00"）	视频
		示范局部浸润麻醉的操作技巧（01'10"）	视频
		示范局部浸润麻醉的操作技巧（01'50"）	导师讲解、示范
		操作过程（03'40"）	视频
		讲解操作要点（05'20"）	导师讲解、示范
18:00～22:00	注意事项	注意事项（01'30"）	视频
		提问（02'30"）	导师提问
22:00～60:00	练习	分两组，单人练习	学员练习
60:00～		结束	

注：本部分授课时长60 min，导师与学员比例（1:8）～（1:6）。

课后习题

1. 关于外科感染的特点，以下哪项是不正确的？
   A. 常有明显的局部症状　　　　　　　B. 不会引起严重的全身感染
   C. 一般需要外科治疗的感染性疾病　　D. 可以是几种细菌的混合感染

2. 感染灶近侧皮肤出现"红线"是_____。
   A. 网状淋巴管炎　　　　　　　　　　B. 浅部静脉炎
   C. 深部淋巴管炎　　　　　　　　　　D. 浅表淋巴管炎

3. 痈切开引流与一般脓肿的切开不同点在于_____。
   A. 切口较大　　　　　　　　　　　　B. 要多个小切口
   C. 切口深　　　　　　　　　　　　　D. 做"+"或"++"切口

4. 脓性指头炎切开引流的指征是_____。
   A. 掌指功能障碍　　B. 红肿热痛　　C. 有波动感　　D. 搏动性跳痛

5. 预防创伤后气性坏疽最可靠的方法是_____。
   A. 彻底清创　　　　　　　　　　B. 使用大剂量抗生素
   C. 过氧化氢冲洗或湿敷伤口　　　D. 及时气性坏疽抗毒血清治疗

6. 化脓性腱鞘炎切开引流时，切口应_____。
   A. 纵行切开手指侧面　　　　　　B. 沿指掌面中线切开
   C. 指掌面中线旁开约0.2 cm　　　D. 纵行切开中、近两指节侧面

7. 不属于全身性外科感染的原因的是_____。
   A. 致病菌数量多　　　　　　　　B. 毒力强
   C. 机体抗感染能力低下　　　　　D. 细菌的种类

8. 脓性指头炎剧烈疼痛、肿胀、全身畏寒、发热、乏力，需做的处理是_____。
   A. 红外线理疗　　　　　　　　　B. 金黄散外敷
   C. 切开引流　　　　　　　　　　D. 加强抗感染

9. 丹毒的致病菌是_____。
   A. 金黄葡萄球菌　　　　　　　　B. 乙型溶血性链球菌
   C. 大肠杆菌　　　　　　　　　　D. 拟杆菌

10. 面部"危险三角区"的危险在于_____。
    A. 侵入上颌窦　　　　　　　　　B. 颅内化脓性感染
    C. 内眦静脉炎　　　　　　　　　D. 演变成痈

（杨飙）

【答案】 1. B　2. D　3. D　4. D　5. A　6. D　7. D　8. C　9. B　10. B

胸腔闭式引流术

学习目标

- 掌握胸腔闭式引流术的目的。
- 掌握胸腔闭式引流术所需物品准备。
- 掌握胸腔闭式引流术的操作流程。
- 熟悉胸腔闭式引流术的注意事项。

授课方法

- 播放视频。
- 暂停视频,提问学员胸腔闭式引流术的目的、适应证、注意事项。
- 继续播放视频。
- 暂停视频,向学员展示胸腔闭式引流术的各项物品检查方法、病员准备。
- 继续播放视频。
- 暂停视频,向学员介绍胸腔闭式引流术流程。
- 继续播放视频。
- 暂停视频,讲解操作要点。
- 继续播放视频,直至结束。
- 提问胸腔闭式引流术的观察项目、拔管指征等。
- 学员每2人配合,分组练习。
- 本部分结束,询问学员有无问题。

用物准备

序 号	物 品	数量(件)	备 注
1	胸腔闭式引流模拟人	2	每工作台1个
2	胸腔引流水封瓶	2	每工作台1个
3	胸外置胸管包	2	每工作台1个
4	引流管	2	每工作台1个
5	连接管	2	每工作台1个

续表

序 号	物 品	数量（件）	备 注
6	无菌手套	2	每工作台1个
7	2%利多卡因注射液	2	每工作台1个
8	5 mL注射器	2	每工作台1个
9	贴膜	2	每工作台1个
10	生理盐水	2	每工作台1瓶
11	带线缝合针	2	每工作台1个
12	口罩	2	每工作台1个
13	帽子	2	每工作台1个
14	碘伏消毒剂	1	每工作台1个
15	无菌纱布	若干	每工作台6块

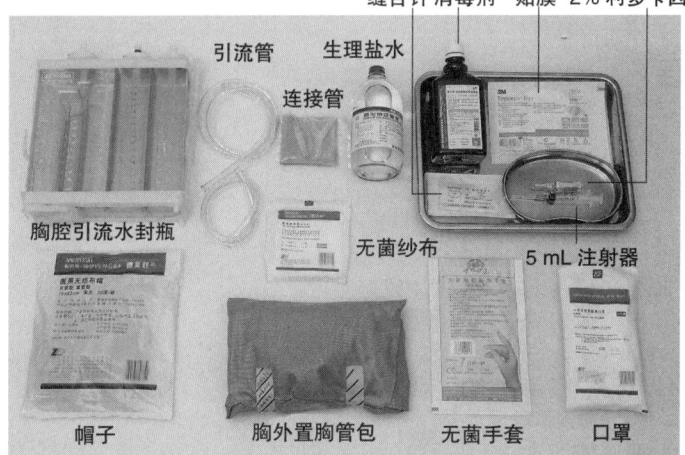
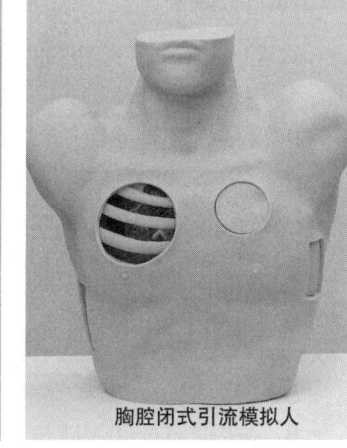

材料对照彩图

授课流程

时 间	大 章 节	内容（时长）	授课方式
00:00～02:00	目的、适应证、注意事项	胸腔引流的目的、适应证、注意事项（00′45″）	视频
		讨论（01′15″）	导师主持
02:00～05:00	操作前准备	操作前准备（01′53″）	视频
		讨论（01′07″）	导师主持

续表

时　间	大章节	内容（时长）	授 课 方 式
05:00～ 12:00	操作过程	水封瓶的使用（00'30"）	视频
		引流管的使用（00'30"）	导师示范
		操作过程（01'52"）	视频
		讲解操作要点（05'00"）	导师讲解、示范
12:00～ 14:00	注意事项	注意事项（30"）	视频
		提问（01'30"）	导师提问
14:00～ 60:00	练习	分两组练习	学员练习
60:00～	结束		

注：本部分授课时长60 min，导师与学员比例（1:10）～（1:8）。

课后习题

1. 胸腔闭式引流后的护理，以下哪项是不正确的？
    A. 患者取半卧位
    B. 保持引流管通畅
    C. 引流瓶不能高于患者胸腔平面
    D. 观察记录引流物的量及性质
    E. 引流瓶内短玻璃管与引流管相接，长玻璃管开放

2. 关于闭式胸膜腔引流术，以下哪项是正确的？
    A. 患者取平卧位
    B. 需根据体征和X线检查明确部位
    C. 一般在腋中线和腋前线之间的第4～6肋间
    D. 引流气体常选锁骨中线第3肋间
    E. 引流管插入胸腔内

3. 为引流积气，胸腔闭式引流管应安置在_____。
    A. 第2肋间锁骨中线外侧
    B. 第4肋间锁骨中线外侧
    C. 第3肋间锁骨中线内侧
    D. 第4肋间锁骨中线内侧
    E. 第5肋间锁骨中线内侧

4. 搬动胸腔闭式引流的患者过床时，最重要的是_____。
   A. 保证引流管通畅
   B. 引流瓶不能高于患者胸腔平面
   C. 免引流管受压、折曲
   D. 注意管内水柱波动情况
   E. 夹紧引流管，暂停引流，外接无菌水封瓶

5. 在胸腔闭式引流装置中，连接水封瓶的长管下端应浸于水面下_____。
   A. 1～2 cm   B. 3～4 cm   C. 5～6 cm
   D. 7～8 cm   E. 9～10 cm

6. 瓶内长管中的水柱正常的波动范围是_____。
   A. 1～4 cm   B. 4～6 cm   C. 6～8 cm
   D. 8～10 cm   E. 微弱波动

7. 胸腔闭式引流装置中长玻璃管内的水柱随呼吸上下移动，若水柱不动则提示_____。
   A. 引流管密封不好   B. 引流管过长   C. 流管不通
   D. 引流管滑脱   E. 引流管过短

8. 胸腔闭式引流的护理，不正确的是_____。
   A. 病员取半卧位   B. 鼓励患者咳嗽   C. 严格无菌操作
   D. 引流不畅可注入空气 E. 定时挤压引流管

9. 观察胸腔闭式引流是否通畅的最好方法是_____。
   A. 引流管有无受压   B. 引流管是否过长   C. 引流管是否弯曲
   D. 瓶内长玻璃管的水柱有无波动   E. 观察是否有液体引出

10. 胸腔闭式引流管的安装，不正确的是_____。
    A. 长玻璃管下段进入液面下 3～4 cm
    B. 短玻璃管上段穿出瓶塞为度
    C. 短玻璃上端与胸腔引流管相连
    D. 无菌水封瓶塞要塞紧
    E. 玻璃上端与胸腔引流管相连

11. 引流瓶前应先用_____。
    A. 两把止血钳双重夹闭胸腔引流管
    B. 用手固定引流管以防脱出

C. 一把止血钳夹住胸腔引流管
D. 一把止血钳夹住引流管末端
E. 用手捏住胸腔引流管

12. 引流过程中，水封瓶不慎被打破应_____。
    A. 立即用手捏住胸腔引流管　　　　　　　B. 立即通知医生
    C. 立即用床旁止血钳双重夹住　　　　　　D. 重新更换引流瓶
    E. 给患者吸氧

13. 闭式引流后的护理，以下哪项是正确的？
    A. 患者取俯卧位
    B. 观察记录引流液的量、颜色及性状
    C. 引流瓶能高于患者胸腔平面
    D. 保持引流管呈钳闭状态
    E. 引流瓶内短玻璃管与引流管相接

14. 因胸部外伤导致左侧血气胸，行胸腔闭式引流后，以下哪项是拔管的指征？
    A. 水封瓶内无气泡逸出或一日引流量少于 50 mL，胸透证实左肺完全膨胀
    B. 胸腔闭式引流管长管内水柱停止波动，即可拔管
    C. 胸腔闭式引流管长管内水柱波动小于 1 cm
    D. 胸腔闭式引流量连续两天少于 50 mL，夹管 24 h 后拔除
    E. 只需胸透证实左肺已完全复胀即可

15. 搬动胸腔闭式引流术后患者时，最重要的是_____。
    A. 保证引流管通畅
    B. 引流管不能高于患者胸腔平面
    C. 避免引流管受压、折曲
    D. 注意管内水柱波动情况
    E. 夹紧引流管，暂停引流

16. 闭式引流术后，应指导患者采取_____。
    A. 平卧位　　　　　　B. 头高脚低位　　　　　　C. 头低脚高位
    D. 半卧位　　　　　　E. 侧卧位

17. 关于胸腔闭式引流管的安装，以下哪项是不正确的？
    A. 长玻璃管下段进入液面下 3～4 cm
    B. 短玻璃管上段穿出瓶塞为度
    C. 短玻璃上端与胸腔引流相连

D. 无菌水封瓶塞要塞紧

E. 长玻璃上端与胸腔引流相连

18. 关于术后患者胸腔闭式引流管护理,以下哪项是正确的?
    A. 引流管呈钳闭状态　　　　　　　　B. 保持引流管通畅
    C. 每小时挤压引流管一次　　　　　　D. 引流瓶接负压吸引装置
    E. 每天挤压引流管两次

19. 胸腔闭式引流管的适应证有_____。(多选)
    A. 外伤性气胸　　　B. 自发性气胸　　　C. 血胸
    D. 脓胸　　　　　　E. 胸腔手术后

20. 保持闭式胸膜腔引流的通畅,应_____。(多选)
    A. 术后患者血压平稳,应采取半卧位
    B. 鼓励患者咳嗽及深呼吸运动
    C. 防止引流管折叠、扭曲和受压
    D. 定时挤压引流管
    E. 引流瓶高于引流管出口平面

21. 胸腔闭式引流管24 h内应注意观察_____。(多选)
    A. 有无胸闷和呼吸困难　　B. 局部有无渗血、渗液　　C. 有无疼痛
    D. 局部有无漏气或皮下气肿　　　　　　　　　　　　E. 有无咳嗽、咳痰

22. 关于胸腔闭式引流的护理,以下哪项是正确的?(多选)
    A. 引流液满后要及时倾倒,用自来水刷洗干净
    B. 胸腔引流瓶长管插入液面下3～4 cm,防止气胸发生
    C. 随时挤压引流管,保持引流通畅,观察引流管中水柱波动大小及引流物的量和性质
    D. 发现引流管脱出后,则马上插进去,防止空气进入胸腔
    E. 定时更换引流液

23. 闭式引流术的目的是_____。(多选)
    A. 排除积液
    B. 排除积气
    C. 重建胸膜腔负压,促进肺复张
    D. 防止纵隔移位
    E. 观察胸膜腔内有无活动性出血

24. 闭式引流术后，肺复张的表现有_____。（多选）
   A. 引流出的气泡或液体由多变少
   B. 水封瓶长管内的波动由大变小
   C. 患者呼吸困难消失
   D. 肺部呼吸音恢复
   E. 患者痰量减少

（汪进益）

【答案】1. E 2. B 3. A 4. E 5. B 6. B 7. C 8. D 9. D 10. C 11. A 12. C 13. B 14. A 15. E 16. D 17. C 18. A 19. ABCDE 20. ABCD 21. ABD 22. BCE 23. BCD 24. ACD

心包穿刺术

学习目标

- 掌握心包穿刺术的目的。
- 掌握心包穿刺术所需物品准备。
- 掌握心包穿刺术的操作流程。
- 熟悉心包穿刺术的注意事项。

授课方法

- 播放视频。
- 暂停视频,提问学员心包穿刺术的目的、适应证、注意事项。
- 继续播放视频。
- 暂停视频,向学员展示心包穿刺术的各项物品检查方法、病员准备。
- 继续播放视频。
- 暂停视频,向学员展示穿刺手法。
- 继续播放视频。
- 暂停视频,讲解操作要点。
- 继续播放视频,直至结束。
- 提问心包穿刺术的目的、适应证、判断穿刺成功与否的方法及注意事项。
- 学员每2人配合,分组练习。
- 本部分结束,询问学员有无问题。

用物准备

序 号	物 品	数量(件)	备 注
1	心包穿刺模拟人	1	每工作台1个
2	Arrow穿刺导管套包	1	每工作台1个
3	5 mL注射器	2	每工作台2个
4	2%利多卡因注射液	1支	每工作台1支

续表

序 号	物 品	数量（件）	备 注
5	穿刺包	1	每工作台1个
6	无菌手套	1	每工作台1个
7	帽子	1	每工作台1个
8	口罩	1	每工作台1个
9	贴膜	1	每工作台1个
10	带线缝合针	1	每工作台1个
11	碘伏消毒剂	1	每工作台1瓶

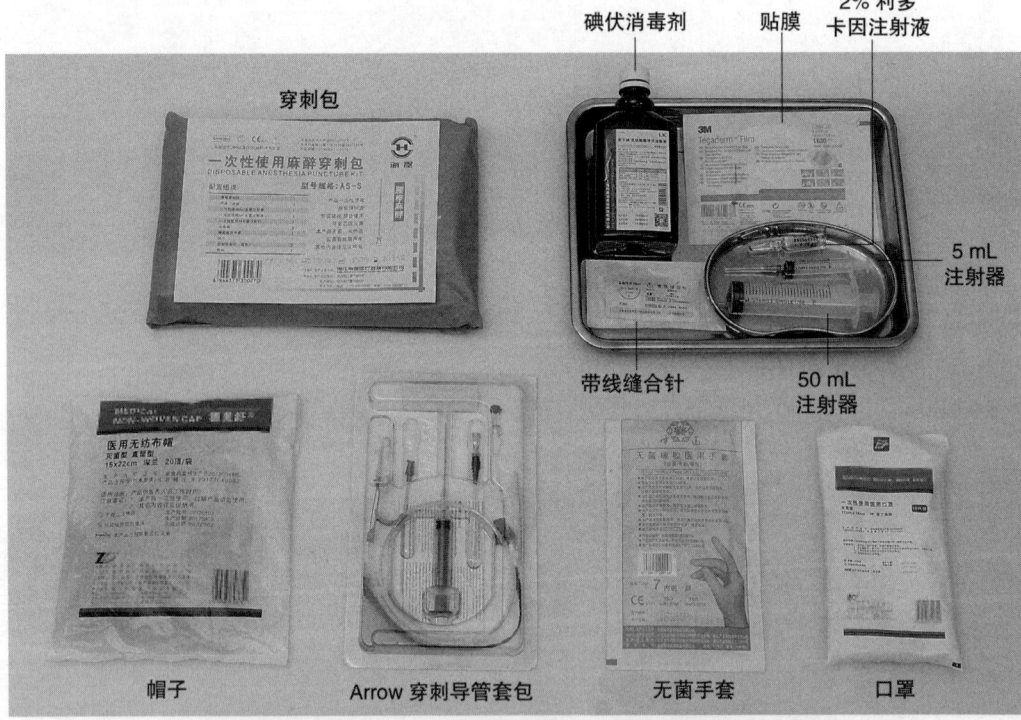

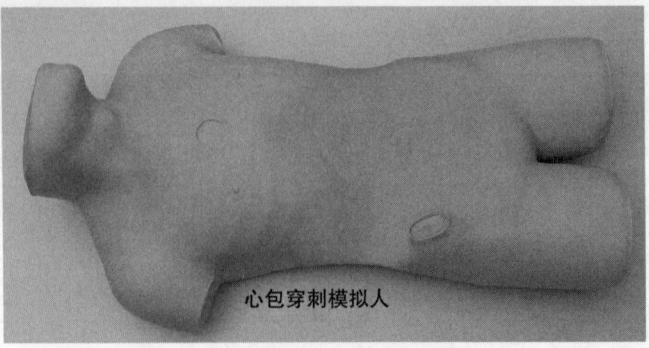

材料对照彩图

授课流程

时　间	大　章　节	内容（时长）	授课方式
00：00～ 04：00	目的、适应证、 注意事项	心包穿刺的目的、适应证、注意事项 （03′23″）	视频
		讨论（01′37″）	导师主持
04：00～ 06：00	操作前准备	操作前准备（01′30″）	视频
		讨论（00′30″）	导师主持
06：00～ 13：00	操作过程	穿刺步骤（5′00″）	视频
		示范穿刺手法（1′00″）	导师示范
		讲解操作要点（1′00″）	导师讲解、示范
13：00～ 15：00	注意事项	注意事项（1′30″）	视频
		提问（00′30″）	导师提问
15：00～ 60：00	练习	分两组练习	学员练习
60：00～		结束	

注：本部分授课时长60 min，导师与学员比例（1∶10）～（1∶8）。

课后习题

1. 心包填塞时最快、最有效缓解症状的方法是_____。
   A. 病因治疗　　　　　B. 使用镇静剂　　　　　C. 心包切除术
   D. 心包穿刺抽液　　　E. 使用抗生素

2. 以下哪项不是心包压塞体征？
   A. 心包摩擦音　　　　B. 发绀　　　　　　　　C. 脉速，脉压小
   D. 颈静脉怒张而搏动不明显　　　　　　　　　　E. 肝大，双下肢水肿

3. 心包积液最可靠的体征是_____。
   A. 叩诊心界向左下扩大
   B. 心音低钝
   C. 叩诊示心界扩大，坐位和卧位有变化
   D. 心尖搏动减弱
   E. 脉压减小

4. 以下哪项诊断技术诊断心包积液既安全又准确?
   A. 心脏叩诊　　　　　　B. 心包穿刺术　　　　　C. 心电图
   D. 超声心动图　　　　　E. 胸部X线摄片

5. 以下哪项表现不符合急性心包炎有心包积液的体征?
   A. 心界普遍扩大　　　　B. 呼吸困难　　　　　　C. 脉压减小
   D. 心尖搏动明显　　　　E. 心音低沉

6. 急性心包炎心包积液最突出的症状是_____。
   A. 发热　　　　　　　　B. 吞咽困难　　　　　　C. 呼吸困难
   D. 声音嘶哑　　　　　　E. 心前区疼痛

7. 以下各项中不符合心脏压塞体征的是_____。
   A. 血压下降、明显心动过速
   B. 颈静脉显著怒张
   C. 心音低弱遥远
   D. 奇脉
   E. 脉压增大

8. 急性心脏压塞的主要特征是_____。
   A. 颈静脉怒张　　　　　B. Beck三联征　　　　　C. 听诊心音减弱
   D. 触诊脉搏减弱　　　　E. 收缩期血压下降,舒张压不变

9. 以下哪项不符合心包积液的体征?
   A. 奇脉　　　　　　　　B. 心脏向左右扩大　　　C. 肝肿大有压痛
   D. 心音遥远　　　　　　E. 心尖搏动弥散

10. 目前,我国最常见的急性心包炎的病因是_____。
    A. 化脓性　　　　　　　B. 结核性　　　　　　　C. 真菌性
    D. 放射性　　　　　　　E. 风湿性

（忻元峰）

【答案】 1. B　2. A　3. C　4. D　5. D　6. C　7. E　8. B　9. E　10. B

妇产科

宫颈刮片、宫颈液基细胞学、双合诊、三合诊检查

学习目标

- 掌握妇科宫颈刮片、宫颈液基细胞学、双合诊、三合诊检查的目的、适应证、禁忌证。
- 熟悉妇科宫颈刮片、宫颈液基细胞学、双合诊、三合诊检查所需物品准备。
- 掌握妇科宫颈刮片、宫颈液基细胞学、双合诊、三合诊检查的操作流程。
- 熟悉妇科宫颈刮片、宫颈液基细胞学、双合诊、三合诊检查的注意事项。

授课方法

- 播放视频。
- 暂停视频,提问学员妇科宫颈刮片、宫颈液基细胞学检查的目的、适应证、禁忌证。
- 继续播放视频。
- 暂停视频,向学员展示妇科宫颈刮片、宫颈液基细胞学检查的各项物品及注意事项。
- 继续播放视频。
- 暂停视频,向学员讲解妇科宫颈刮片检查的操作要点。
- 继续播放视频。
- 暂停视频,向学员讲解宫颈液基细胞学检查的操作要点。
- 继续播放视频。
- 暂停视频,提问学员双合诊、三合诊检查的目的、适应证、禁忌证。
- 继续播放视频。
- 暂停视频,向学员展示双合诊、三合诊的准备物品及注意事项。
- 继续播放视频。
- 暂停视频,向学院讲解双合诊、三合诊检查的操作要点。
- 继续播放视频,直至结束。
- 提问。
- 学员分组练习。
- 本部分结束,询问学员有无问题。

用物准备一

宫颈刮片检查用物准备

序号	物品	数量（件）	备注
1	妇产科检查模型	2	每工作台1个
2	窥阴器	2	每工作台1个
3	宫颈刮板	2	每工作台1个
4	玻片	2	每工作台1个
5	细胞刷	2	每工作台1个
6	长棉签	2	每工作台1包
7	采样拭子	2	每工作台1个
8	标本瓶	2	每工作台1个
9	一次性手套	2	每工作台1个
10	一次性中单	2	每工作台1个
11	帽子	若干	每学员1个
12	口罩	若干	每学员1个

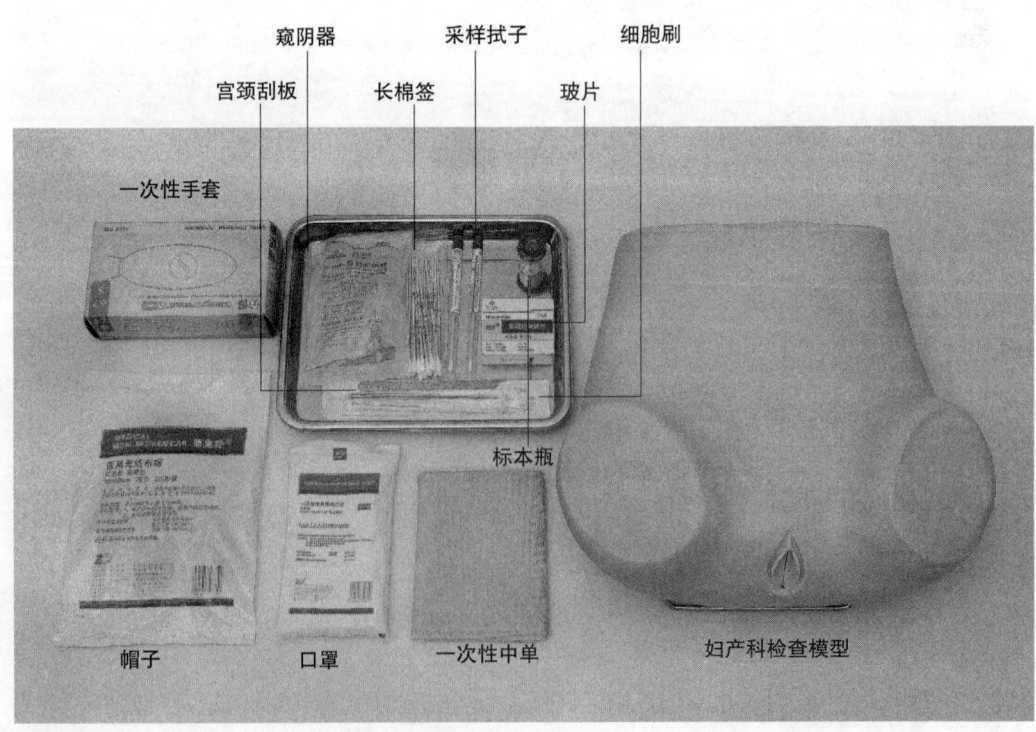

用物准备二

宫颈液基细胞学检查用物准备

序 号	物 品	数量（件）	备 注
1	妇产科体格检查模型	2	每工作台1个
2	窥阴器	2	每工作台1个
3	细胞刷	2	每工作台1个
4	碘伏棉球	2	每工作台1罐
5	标本瓶	2	每工作台1个
6	一次性手套	2	每工作台1个
7	一次性中单	2	每工作台1个
8	帽子	若干	每学员1个
9	口罩	若干	每学员1个

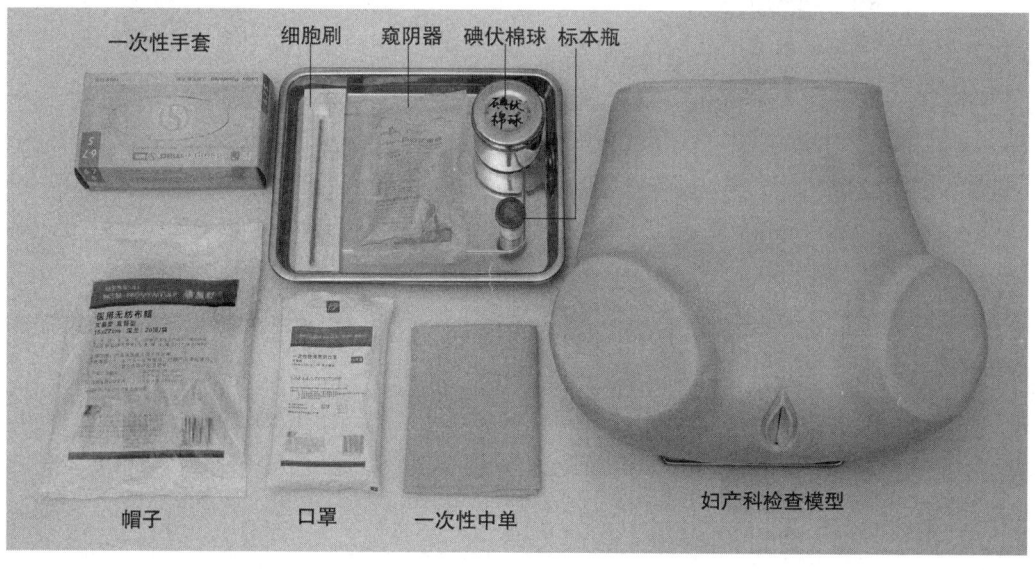

用物准备三

双合诊、三合诊检查用物准备

序　号	物　品	数量（件）	备　注
1	妇产科体格检查模型	2	每工作台1个
2	一次性手套	2	每工作台1个
3	一次性中单	2	每工作台1个
4	帽子	若干	每学员1个
5	口罩	若干	每学员1个

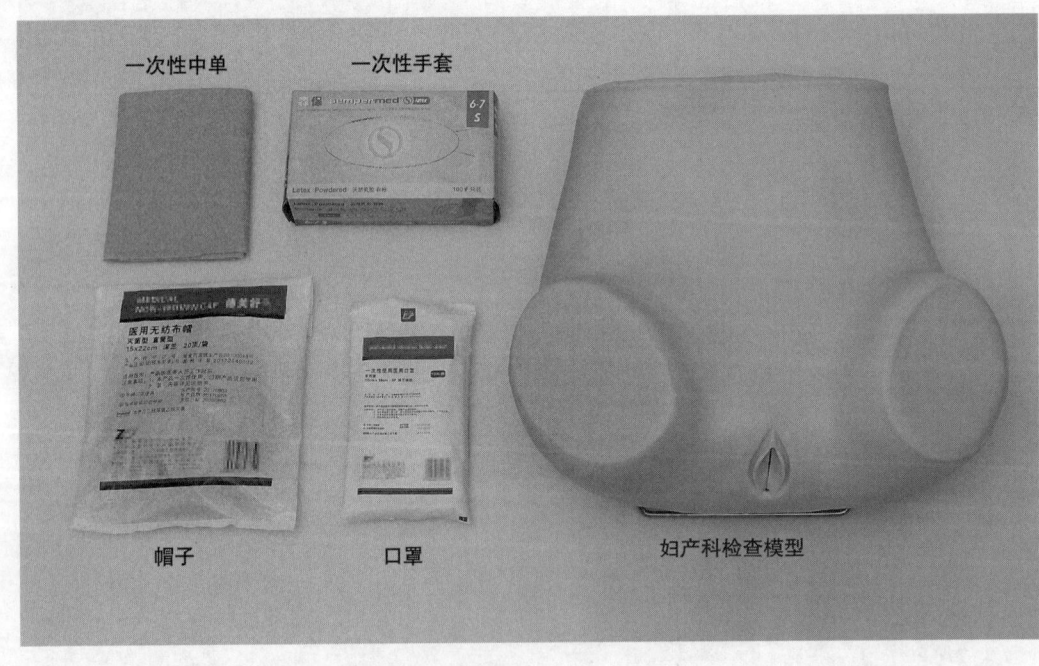

材料对照彩图

授课流程

时间	大章节	内容（时长）	授课方式
00:00~04:00	宫颈刮片、宫颈液基细胞学检查目的、适应证、禁忌证	宫颈刮片、宫颈液基细胞学检查的目的、适应证、禁忌证（01'42"）	视频
		讨论（02'18"）	导师主持
04:00~06:00	宫颈刮片、宫颈液基细胞学检查操作前准备	操作前准备（00'39"）	视频
		讨论（01'21"）	导师主持
06:00~16:00	宫颈刮片、宫颈液基细胞学检查操作过程	宫颈刮片检查的操作过程（01'28"）	视频
		讲解操作要点（3'22"）	导师示范
		宫颈液基细胞学检查的操作过程（01'39"）	视频
		讲解操作要点（03'21"）	导师讲解、示范
16:00~20:00	双合诊、三合诊检查的目的、适应证、禁忌证	双合诊三合诊的目的、适应证、禁忌证（01'25"）	视频
		讨论（02'35"）	导师主持
20:00~22:00	双合诊、三合诊检查的操作前准备	操作前准备（00'25"）	视频
		讨论（01'35"）	导师主持
22:00~28:00	双合诊、三合诊检查的操作过程	双合诊、三合诊检查的操作过程（02'00"）	视频
		讲解操作要点（04'00"）	导师讲解、示范
28:00~33:00	提问	提问（05'00"）	导师提问
33:00~60:00	练习	练习（27'00"）	学员练习
60:00~		结束	

注：本部分授课时长60 min，导师与学员比例（1∶10）～（1∶8）。

课后习题

1. 未婚无性生活女性的检查方法不可用_____。
   A. 阴道窥器检查　　B. 双合诊　　　　C. 三合诊　　　　D. 外阴视诊
   E. 肛腹诊

2. 有关妇科检查的注意事项，以下哪项是不正确的？
   A. 检查时应认真、仔细　　　　　　　　B. 防止交叉感染
   C. 阴道出血时禁做双合诊　　　　　　　D. 检查时应导尿
   E. 未婚妇女做外阴视诊和肛腹诊

3. 发现子宫直肠后壁子宫陷凹、宫骶韧带病变应选用_____。
   A. 双合诊　　　　　B. 三合诊　　　　　C. 腹部扪诊　　　　　D. 肛诊

4. 关于双合诊检查，以下哪项正确？
   A. 双合诊不是盆腔检查的主要方法　　　B. 检查前可以不必排空膀胱
   C. 在正常情况下可以摸到卵巢　　　　　D. 在正常情况下可以摸到输卵管
   E. 检查方法是一手放入阴道，另一手按下腹部，双手配合进行

5. 常用于普查发现早期宫颈癌的方法是_____。
   A. 宫颈碘实验　　　　　　　　　　　　B. 宫颈刮片细胞学检查
   C. 阴道镜检查　　　　　　　　　　　　D. 阴道镜下宫颈多点活检
   E. 宫颈锥切

6. 女性患者，39岁，妇科普查时宫颈刮片细胞学检查结果为Ⅲ级，首先应做的检查项目是_____。
   A. 连续重复宫颈刮片细胞学检查　　　　B. 宫颈碘实验
   C. 阴道镜检查　　　　　　　　　　　　D. 阴道镜下宫颈活检
   E. 宫颈锥切送病理学检查

7. 宫颈柱状上皮重度异位+HPV其他高危型阳性的患者，行宫颈TCT为ASC-US，下一步处理是_____。
   A. 3个月后复查宫颈TCT　　　　　　　　B. 激光治疗
   C. 宫颈锥切　　　　　　　　　　　　　D. 取宫颈活体组织送检
   E. 属正常改变，无须处理

8. 关于宫颈涂片，以下哪项是不正确的？
   A. 宫颈涂片是一种简便易行、筛查宫颈癌的方法
   B. 巴氏涂片分为五级
   C. 巴氏Ⅳ级以下者已确诊故不需复查
   D. 不能确定肿瘤来源，需进一步检查
   E. 如有异常需行阴道镜检查并取活检

9. 以下关于传统巴氏五级报告方式的叙述，以下哪项是不正确的？
   A. Ⅰ级：未见异型性细胞或不正常细胞
   B. Ⅱ级：细胞有异型性且有恶性特征
   C. Ⅲ级：怀疑恶性但证据不足
   D. Ⅳ级：高度提示恶性但证据不足
   E. Ⅴ级：肯定恶性（癌）

10. 液基细胞学取材必备物品不包括_____。
    A. 消毒或一次性阴道窥器   B. 检查手套
    C. 宫颈细胞刷，含固定液标本小瓶   D. 标记笔
    E. 木质刮板

（杨洁）

【答案】1. ABC 2. CD 3. B 4. E 5. B 6. D 7. D 8. C 9. B 10. E

四步触诊法与骨盆外测量

学习目标

- 掌握四步触诊法与骨盆外测量的目的。
- 掌握四步触诊法与骨盆外测量所需物品准备。
- 掌握四步触诊法与骨盆外测量的操作步骤。
- 熟悉四步触诊法与骨盆外测量的注意事项。

授课方法

- 播放视频。
- 暂停视频,提问学员其目的、注意事项。
- 继续播放视频。
- 暂停视频,向学员展示各项物品检查方法、病员准备。
- 继续播放视频。
- 讲解操作要点。
- 继续播放视频,直至结束。
- 提问四步触诊法与骨盆外测量的目的、操作步骤,各个径线正常值。
- 学员每人单独练习。
- 本部分结束,询问学员有无问题。

用物准备一

四步触诊法用物准备

序 号	物 品	数量(件)	备 注
1	四步触诊模型	1	每工作台1个
2	帽子	12	每学员1个
3	口罩	12	每学员1个

材料对照彩图

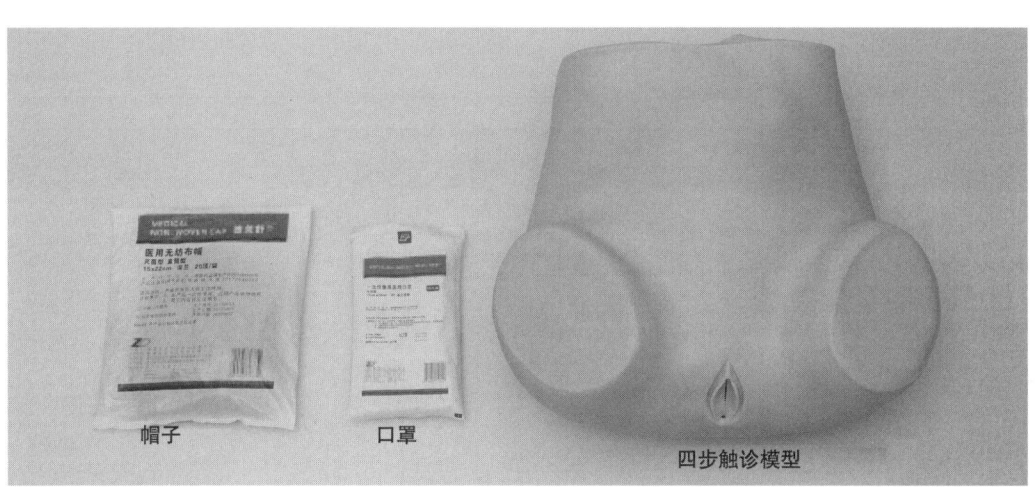

帽子　　口罩　　四步触诊模型

用物准备二

骨盆外测量用物准备

序　号	物　品	数量（件）	备　注
1	骨盆外测量模型	1	每工作台1个
2	骨盆测量器	1	每工作台1个
3	软尺	1	每工作台1个
4	超声波多普勒胎心仪	1	每工作台1个
5	超声耦合剂	1	每工作台1个
6	帽子	若干	每学员1个
7	口罩	若干	每学员1个

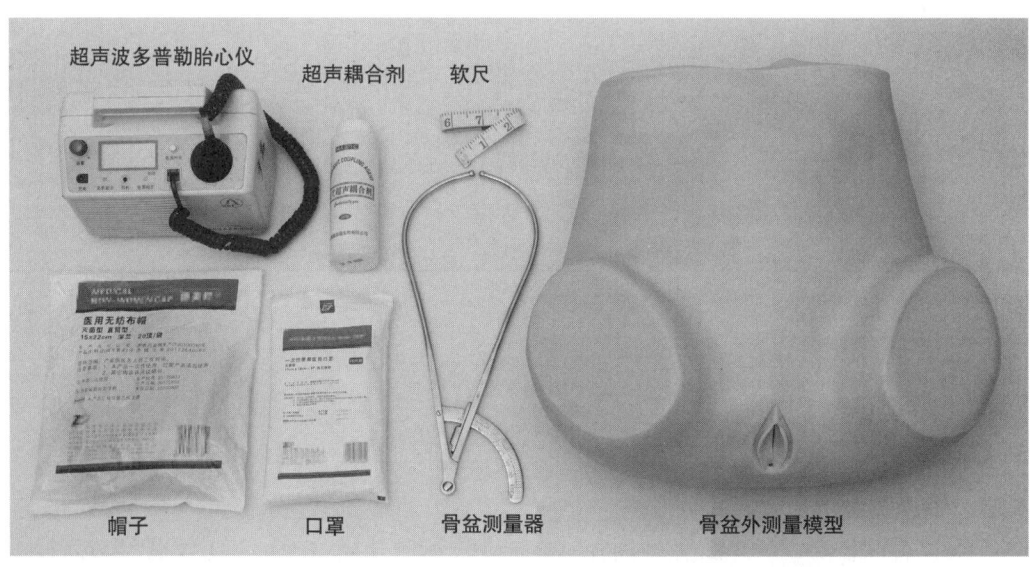

超声波多普勒胎心仪　超声耦合剂　软尺

帽子　　口罩　　骨盆测量器　　骨盆外测量模型

授课流程

时间	大章节	内容（时长）	授课方式
00:00～03:00	四步触诊	四步触诊的目的、适应证、注意事项（03'00"）	视频
03:00～05:00		操作前准备（02'00"）	视频
05:00～08:00		讨论（03'00"）	导师主持
08:00～18:00		四步触诊操作过程（03'00"）	视频
		讲解操作要点（05'00"）	导师示范
18:00～20:00		注意事项（02'00"）	视频
20:00～22:00	骨盆外测量	骨盆外测量的目的、适应证、注意事项（02'00"）	视频
22:00～23:00		操作前准备（01'00"）	视频
23:00～33:00		操作过程（05'00"）	视频
		导师讲解要点（05'00"）	导师示范
33:00～35:00		注意事项（02'00"）	视频
35:00～37:00	提问	提问（02'00"）	导师提问
37:00～57:00	练习	分组练习（20'00"）	导师纠正
57:00～60:00		总结（03'00"）	导师总结
60:00～		结束	

注：本部分授课时长60 min，导师与学员比例（1∶10）～（1∶8）。

课后习题

1. 骨盆外测量中最重要的径线是_____。
   A. 髂棘间径　　　　B. 髂嵴间径　　　　C. 骶耻外径　　　　D. 坐骨结节间径

2. 胎心正常的范围是_____。
   A. 120～160 BPM   B. 110～160 BPM   C. 100～160 BPM   D. 140～180 BPM

3. 坐骨结节间径若＜8 cm，需加测的径线是_____。
   A. 出口后矢状径   B. 对角径   C. 坐骨棘间径   D. 坐骨切迹

4. 骶耻外径是_____。
   A. 第5腰椎棘突下到耻骨联合上缘中点的距离
   B. 第5腰椎棘突上到耻骨联合上缘中点的距离
   C. 第5腰椎棘突下到耻骨联合下缘中点的距离
   D. 第5腰椎棘突上到耻骨联合下缘中点的距离

5. 关于检查胎位四步触诊法的描述，以下哪项是不正确的？
   A. 第一步，双手置于宫底部，了解宫高，并判断是胎头或胎臀
   B. 第二步，双手分别放于腹部两侧，辨别胎背方向
   C. 第三步，双手置于耻骨联合上方，弄清楚先露部为头还是臀
   D. 第四步，双手置于胎先露两侧，进一步检查先露部，并确定入盆程度

6. 坐骨结节间径的正常值是_____。
   A. 8～9 cm   B. 8.5～9.5 cm   C. 8～9.5 cm   D. 8.5～9 cm

7. 四步触诊是检查子宫大小、胎产式、_____、胎先露，以及胎先露是否衔接的检查。
   A. 胎方位   B. 胎姿势   C. 胎儿大小   D. 胎儿个数

8. 耻骨弓角度反映骨盆_____的宽度。
   A. 出口横径   B. 入口横径   C. 出口前后径   D. 入口前后径

9. 检查胎背的位置是四步触诊的_____。
   A. 第一步   B. 第二步   C. 第三步   D. 第四步

10. 在孕妇的脐左下方听到胎心，那么最有可能的胎方位是_____。
    A. LOA   B. ROA   C. LSA   D. RSA

（雷蕾）

【答案】1. C 2. B 3. A 4. A 5. C 6. B 7. A 8. A 9. B 10. A

分段诊刮术

学习目标
- 掌握分段诊刮术的目的。
- 掌握分段诊刮术所需物品准备。
- 掌握分段诊刮术的操作流程。
- 熟悉分段诊刮术的注意事项。

授课方法
- 播放视频。
- 暂停视频,提问学员分段诊刮术的目的、适应证、注意事项。
- 继续播放视频。
- 暂停视频,向学员展示分段诊刮术的所需材料物品。
- 继续播放视频。
- 暂停视频,讲解操作要点。
- 继续播放视频,直至结束。
- 学员每2人配合,分组练习。
- 本部分结束,询问学员有无问题。

用物准备

序 号	物 品	数量(件)	备 注
1	刮宫包	2	每工作台1个
2	无菌手套	4	每工作台2个
3	碘伏棉球	2	每工作台1瓶
4	无菌纱布	数块	每工作台数块
5	标本袋	4	每工作台2个
6	帽子	2	每工作台1个
7	口罩	2	每工作台1个
8	妇产科检查模型	2	每工作台1个
9	一次性巾单	2	每工作台1个

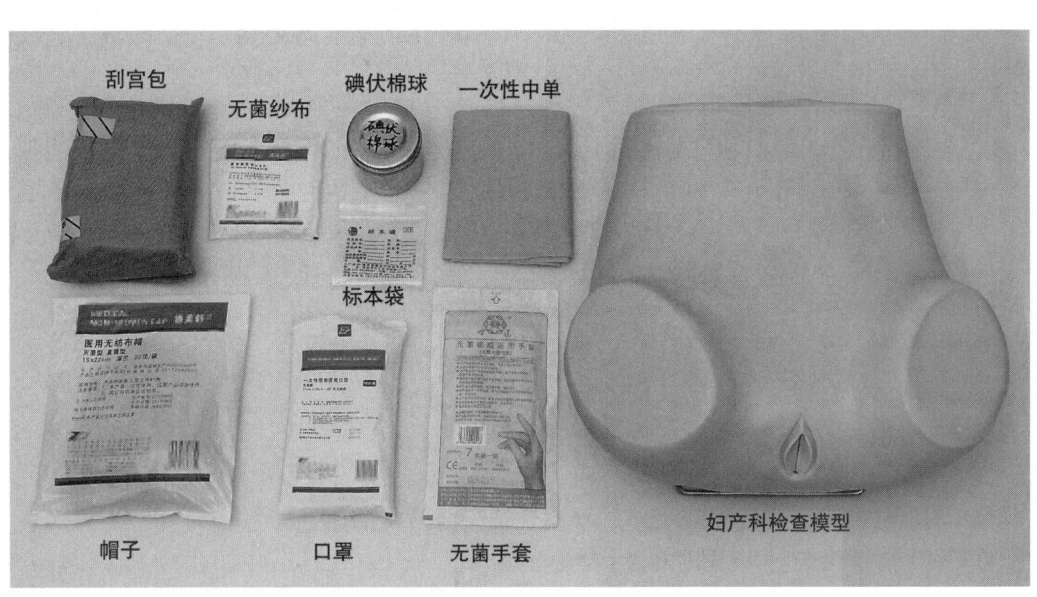

材料对照彩图

授课流程

时　间	大章节	内容（时长）	授课方式
00：00～02：00	目的、适应证、禁忌证	分段诊刮术的目的、适应证、禁忌证（00′50″）	视频
		讨论（01′10″）	导师主持
02：00～05：00	操作前准备	操作前准备（00′35″）	视频
		讨论（02′25″）	导师主持
05：00～12：00	操作过程	操作过程（04′45″）	视频
		讲解操作要点（02′15″）	导师讲解、示范
12：00～15：00	提问	提问（03′00″）	导师提问
15：00～60：00	练习	分两组练习	学员练习
60：00～	结束		

注：本部分授课时长60 min，导师与学员比例（1∶10）～（1∶8）。

分段诊刮术

课后习题

1. 女性患者，48岁。月经不规则2年余，阴道不规则流血20天。体格检查：中度贫血貌，子宫略大，稍软，无压痛，宫旁未触及异常，为确定诊断首选检查是_____。
   A. 盆腔CT检查　　　　　　B. 尿 hCG 测定　　　　　　C. 分段诊刮
   D. 盆腔B超　　　　　　　E. 阴道镜检查

2. 关于分段诊刮，以下哪项是不正确的？
   A. 是确诊子宫内膜癌最常用的方法
   B. 先用小刮匙环刮宫颈管，再进宫腔搔刮内膜
   C. 分段刮宫时，要注意穿孔的可能
   D. 刮出可疑组织时，只要足够病理检查就应该停止操作
   E. 刮出可疑组织时，应彻底刮干净

3. 分段诊刮顺序正确的是_____。
   A. 先刮宫颈外口，后刮宫颈内口
   B. 先刮宫颈内口，后刮宫颈外口
   C. 先刮宫腔，后刮子宫颈管
   D. 同时进行
   E. 先刮子宫颈管，后刮宫腔

4. 分段诊刮应注意_____。
   A. 麻醉下进行
   B. 手术前不宜检查双合诊
   C. 先用探针探查宫腔深度
   D. 先刮取宫颈管组织再探宫腔
   E. 刮取可疑组织应可疑刮宫

5. 关于诊断性刮宫，以下哪项是正确的？
   A. 诊刮的目的是止血和明确诊断
   B. 确定黄体功能者应在月经来潮后6 h至来潮后24 h刮宫
   C. 确定子宫内膜脱落不全者应在月经干净后第5天刮宫
   D. 不规则阴道流血应在流血干净后3～5天刮宫
   E. 区别子宫内膜癌时Ⅰa期和Ⅰb期需要做分段诊刮

6. 诊断子宫内膜癌最常用的方法是_____。
   A. 宫腔镜检查　　　　　　B. 细胞学检　　　　　　C. 分段诊刮

D. B超检查 E. CT检查

7. 女性患者，58岁，绝经7年，近3个月阴道流水样白带，近2周出现阴道间断少量血性排液。妇检：宫颈光滑，宫体稍大且软，双侧附件未扪及异常，最有确诊价值的方法是_____。
   A. B超检查
   B. 阴道镜检查
   C. 分段诊刮+病理检查
   D. 进行碘试验和阴道镜检查
   E. 阴道后穹隆分泌物涂片检查

8. 不适合作诊断性刮宫检查是_____。
   A. 子宫内膜结核　　B. 功能失调性子宫出血　　C. 不孕
   D. 妊娠　　　　　　E. 子宫内膜癌

9. 分段诊刮的适应证不包括_____。
   A. 子宫异常出血
   B. 功能失调性子宫出血
   C. 急性子宫内膜炎
   D. 绝经后妇女阴道出血原因待查
   E. 除外子宫颈管癌，了解宫腔受累情况

10. 对绝经过渡期功血患者的首选治疗是_____。
    A. 诊刮或分段诊刮　　B. 促排卵治疗　　　C. 口服甲羟孕酮
    D. 补充铁剂　　　　　E. 手术切除子宫

（王国增）

【答案】 1. C　2. E　3. E　4. D　5. A　6. C　7. C　8. D　9. C　10. A

后穹隆穿刺术

学习目标

- 掌握经阴道后穹隆穿刺术的目的。
- 掌握经阴道后穹隆穿刺术所需物品准备。
- 掌握经阴道后穹隆穿刺术的操作流程。
- 熟悉经阴道后穹隆穿刺术的注意事项。

授课方法

- 播放视频。
- 暂停视频,提问学员经阴道后穹隆穿刺术的目的、适应证、注意事项。
- 继续播放视频。
- 暂停视频,向学员展示经阴道后穹隆穿刺术的所需材料物品。
- 继续播放视频。
- 暂停视频,讲解操作要点。
- 继续播放视频,直至结束。
- 学员每2人配合,分组练习。
- 本部分结束,询问学员有无问题。

用物准备

序 号	物 品	数量(件)	备 注
1	穿刺包	2	每工作台1个
2	无菌手套	4	每工作台2个
3	碘伏棉球	2	每工作台1瓶
4	妇产科检查模型	2	每工作台1个
5	10 mL注射器	2	每工作台1个
6	一次性中单	2	每工作台1个
7	帽子	2	每工作台1个
8	口罩	2	每工作台1个
9	穿刺针	2	每工作台1个

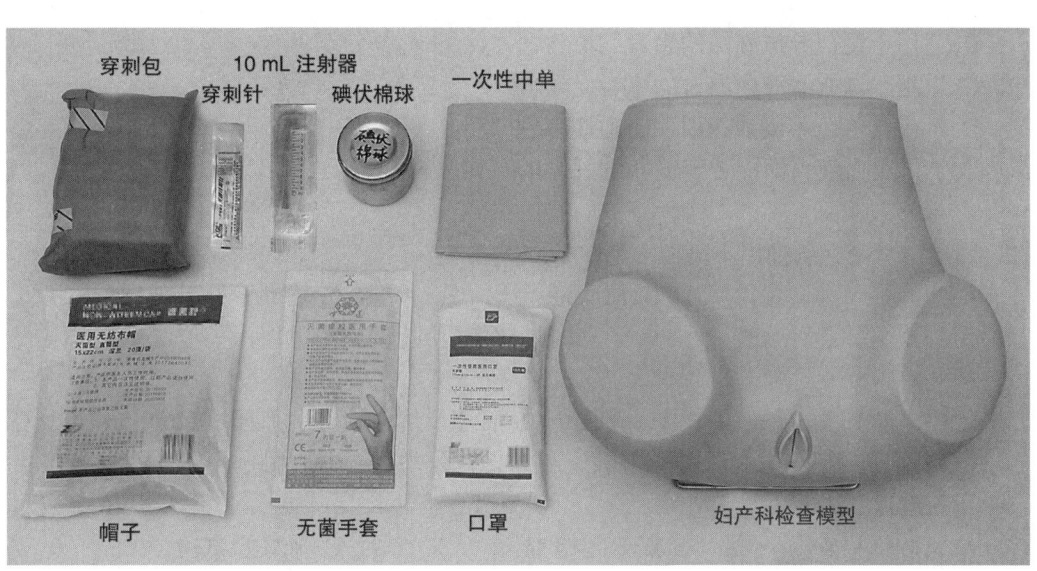

材料对照彩图

授课流程

时　间	大章节	内容（时长）	授课方式
00：00～ 03：00	目的、适应证、禁忌证	经阴道后穹隆穿刺术的目的、适应证、禁忌证（01'50"）	视频
		讨论（01'10"）	导师主持
03：00～ 05：00	操作前准备	操作前准备（00'30"）	视频
		讨论（01'30"）	导师主持
05：00～ 12：00	操作过程	操作过程（04'26"）	视频
		讲解操作要点（02'34"）	导师讲解、示范
12：00～ 15：00	提问	提问（03'00"）	导师提问
15：00～ 60：00	练习	分两组练习	学员练习
60：00～	结束		

注：本部分授课时长60 min，导师与学员比例（1：10）～（1：8）。

课后习题

1. 异位妊娠经阴道后穹隆穿刺_____。（多选）

    A. 是一种简单可靠的诊断方法

B. 适用于疑似异位妊娠的患者
C. 适用于疑有腹腔内出血的患者
D. 抽出暗红色不凝血,说明有血腹存在
E. 抽不出血液,即能否定输卵管妊娠的存在

2. 阴道后穹隆穿刺抽出不凝血表明_____。
   A. 急腹症　　　　　　B. 血腹症　　　　　　C. 输卵管妊娠破裂
   D. 卵巢黄体囊肿破裂　　E. 子宫内膜异位囊肿破裂

3. 31岁已婚妇女,停经2个月,突发下腹痛2 h。体格检查:血压100/60 mmHg,心率92次/min。妇检:后穹隆饱满、触痛,宫颈举痛,盆腔触诊不满意。此处最恰当的检查方法为_____。
   A. 宫腔镜检查　　　　B. B超检查　　　　　C. 尿妊娠试验
   D. 诊断性刮宫　　　　E. 阴道后穹隆穿刺

4. 关于阴道后穹隆穿刺术,不正确的是_____。
   A. 术前要嘱患者排尿
   B. 应于阴道后穹隆中央处以水平向后穿刺3～5 cm
   C. 抽取标本液一般为5 mL
   D. 术中注意观察患者面色,血压等情况
   E. 拔针后如有渗血,要压迫止血后再取出窥阴器

5. 输卵管妊娠应立即手术治疗的是_____。
   A. 阴道持续出血　　　B. 休克　　　　　　　C. 后穹隆穿刺抽出血液
   D. 妊娠试验阳性　　　E. 一侧附件扪及包块

6. 诊断宫外孕的辅助检查中,不适宜的是_____。
   A. B超检查　　　　　B. 血HCG测定　　　　C. 阴道后穹隆穿刺
   D. 盆腔检查、腹部检查　E. 腹腔镜检查

7. 阴道后穹隆穿刺的适应证不包括_____。
   A. 疑有异常妊娠患者　　B. 疑有盆腔积液者　　C. 疑有盆腔积脓者
   D. 原因不明的腹痛患者　E. 腹水原因待查者

8. 阴道后穹隆穿刺若抽出鲜血,放置5 min后发生血凝,说明_____。
   A. 抽出血管内血液　　　B. 存在脓肿　　　　　C. 有内出血
   D. 有盆腔炎症　　　　　E. 有宫外孕

9. 28岁，女性，放置宫内节育器2年，停经36天后，下腹疼痛伴阴道流血，量中，移动性浊音可疑，血压：90/60 mmHg，脉搏100次/分，妇检：阴道少量暗红色血液，宫颈举痛（±），子宫正常大小、软、后穹隆饱满，此时最恰当的处理是_____。
   A. 立即诊断性刮宫
   B. 后穹隆穿刺
   C. 严密观察，次晨做尿HCG试验
   D. 家属谈话，立即剖腹探查
   E. 配血，输液，严密观察生命体征

10. 关于阴道后穹隆穿刺禁忌证，以下哪项是不正确的？
    A. 盆腔严重粘连，直肠子宫陷凹被较大肿物完全占据
    B. 疑是肠管与子宫后壁粘连
    C. 异位妊娠准备采取非手术治疗者
    D. 行经期或有严重阴道炎症者
    E. 怀疑盆腔内有积脓

（王国增）

【答案】 1. ACD 2. B 3. E 4. B 5. B 6. B 7. E 8. A 9. B 10. E

宫内节育器放置术

学习目标
- 掌握宫内节育器放置术的目的。
- 掌握宫内节育器放置术所需物品准备。
- 掌握宫内节育器放置术的操作流程。
- 熟悉宫内节育器放置术的注意事项。

授课方法
- 播放视频。
- 暂停视频,提问学员宫内节育器放置术的目的、适应证、注意事项。
- 继续播放视频。
- 暂停视频,向学员展示宫内节育器放置术的所需材料物品。
- 继续播放视频。
- 暂停视频,讲解操作要点。
- 继续播放视频,直至结束。
- 学员每2人配合,分组练习。
- 本部分结束,询问学员有无问题。

用物准备

序号	物品	数量(件)	备注
1	宫内节育器	2	每工作台1个
2	妇产科检查模型	2	每工作台1个
3	无菌手套	4	每工作台2个
4	碘伏棉球	2	每工作台1瓶
5	酒精棉球	2	每工作台1瓶
6	放环包	2	每工作台1个
7	一次性中单	4	每工作台2个
8	帽子	2	每工作台1个
9	口罩	2	每工作台1个

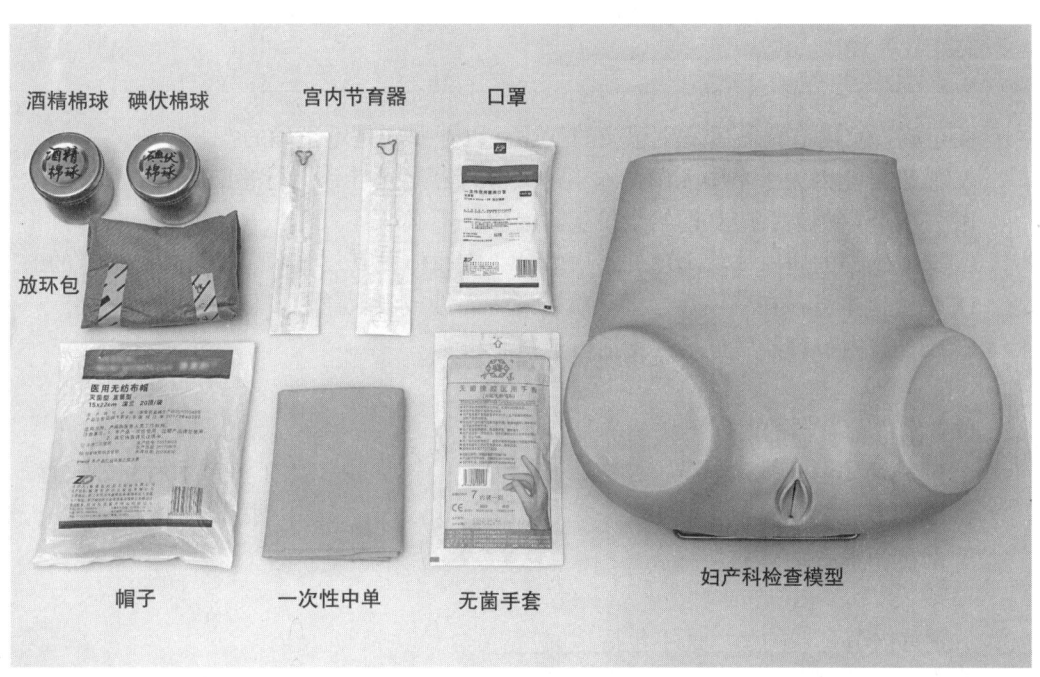

材料对照彩图

授课流程

时　间	大章节	内容（时长）	授课方式
00：00～ 03：00	目的、适应证、禁忌证	宫内节育器放置术的目的、适应证、禁忌证（02'00"）	视频
		讨论（01'00"）	导师主持
03：00～ 05：00	操作前准备	操作前准备（00'35"）	视频
		讨论（01'25"）	导师主持
05：00～ 12：00	操作过程	操作过程（03'25"）	视频
		讲解操作要点（03'35"）	导师讲解、示范
12：00～ 15：00	提问	提问（03'00"）	导师提问
15：00～ 30：00	练习	分两组练习	学员练习
30：00～		结束	

注：本部分授课时长30 min，导师与学员比例（1∶10）～（1∶8）。

宫内节育器放置术

课后习题

1. 关于放置宫内节育器后发生感染的叙述，以下哪项是不正确的？
   A. 感染可能因为手术中无菌操作不严或节育器尾丝导致上行感染所致
   B. 发生严重感染后应立即给予抗生素治疗，不必取环
   C. 造成感染的病原体除细菌外，厌氧菌、衣原体尤其放线菌感染占重要地位的
   D. 生殖道本身存在感染灶，上环后可发生急性或者亚急性发作
   E. 放置宫内节育器后过早性生活可造成感染

2. 放置宫内节育器的时间不正确的是_____。
   A. 哺乳期闭经、排除早孕
   B. 人工流产术后立即放置
   C. 钳刮术后立即放置
   D. 中期引产后立即放置
   E. 剖宫产术后6个月

3. 放置宫内节育器的禁忌证不包括_____。
   A. 月经过多过频
   B. 宫颈轻度糜烂
   C. 生殖道急性炎症
   D. 宫颈过松，子宫脱垂
   E. 纵隔子宫

4. 以下哪项是放取宫内节育器的严重并发症？
   A. IUD扭曲
   B. 子宫穿孔
   C. 感染
   D. 宫颈裂伤
   E. IUD脱落

5. 关于宫内节育器放置的术中注意事项，以下哪项是不正确的？
   A. 严格无菌操作
   B. 节育器上缘要达宫腔底部，使用叉型放置器时要一次到达宫底，中途不可停顿
   C. 能任意扭转节育器
   D. 哺乳期子宫小而软，操作时要注意，以免发生穿孔

6. 放置含铜宫内节育器后的不良反应之一为月经异常，主要临床表现为_____。
   A. 月经量增加或者月经期延长
   B. 月经周期延长
   C. 月经周期紊乱
   D. 闭经
   E. 点滴出血

7. 关于宫内节育器放置手术的并发症，以下哪项是不正确的？
   A. 术者查错子宫大小和位置，均可造成子宫穿孔
   B. 放器过程中发生可疑穿孔，应立即停止手术
   C. 哺乳期子宫软易穿孔，所以此期间禁止上环

D. 宫内节育器发生上移，应及时取出

E. 宫内节育器异位一经确诊，均应立即手术取出

8. 关于放置宫内节育器的适应证，以下哪项是不正确的？
   A. 孕60天人工流产，子宫腔9.5 cm，不可放置IUD
   B. 正常分娩后42天，恶露已净，会阴伤口愈合可放置
   C. 宫内节育器可在阴道正常分娩胎盘娩出后即时放置
   D. 如果宫腔≤5.5 cm不能放置
   E. 如果术前两次相隔4 h体温均高于37.5℃，不能放置

9. 以下可以放置含铜宫内节育器的是_____。
   A. 阴道炎   B. 严重痛经   C. 双角子宫者
   D. 糖尿病患者   E. Hb 85 g/L

10. 以下不是宫内节育器的优点是_____。
    A. 避孕效果好   B. 避孕时间长   C. 取出不影响生育能力
    D. 不影响哺乳   E. 可防止性传播疾病

（王国增）

【答案】 1. B 2. C 3. B 4. B 5. C 6. A 7. D 8. C 9. D 10. E

宫内节育器取出术

学习目标
- 掌握宫内节育器取出术的目的。
- 掌握宫内节育器取出术所需物品准备。
- 掌握宫内节育器取出术的操作流程。
- 熟悉宫内节育器取出术的注意事项。

授课方法
- 播放视频。
- 暂停视频,提问学员宫内节育器取出术的目的、适应证、注意事项。
- 播放视频。
- 暂停视频,向学员展示宫内节育器取出术的所需材料物品。
- 继续播放视频。
- 暂停视频,讲解操作要点。
- 继续播放视频,直至结束。
- 学员每2人配合,分组练习。
- 本部分结束,询问学员有无问题。

用物准备

序号	物品	数量(件)	备注
1	一次性中单	4	每工作台2个
2	妇产科检查模型	2	每工作台1个
3	无菌手套	4	每工作台2个
4	碘伏棉球	2	每工作台1瓶
5	无菌纱布	若干	每工作台数块
6	取器包	2	每工作台1个
7	帽子	2	每工作台1个
8	口罩	2	每工作台1个

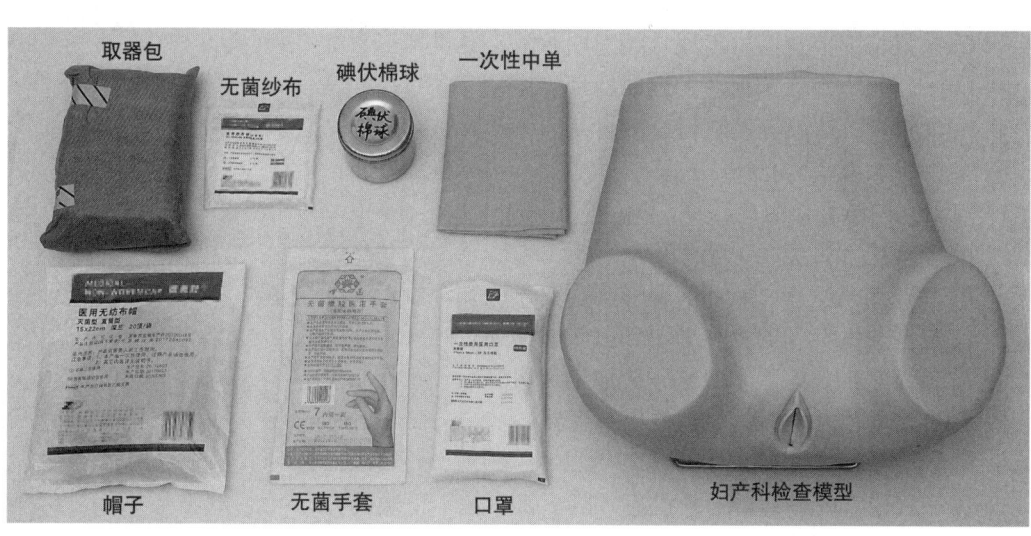

材料对照彩图

授课流程

时 间	大章节	内容（时长）	授课方式
00:00~02:00	目的、适应证、禁忌证	宫内节育器取出术的目的、适应证、禁忌证（00'50"）	视频
		讨论（01'10"）	导师主持
02:00~05:00	操作前准备	操作前准备（00'30"）	视频
		讨论（02'30"）	导师主持
05:00~12:00	操作过程	操作过程（03'22"）	视频
		讲解操作要点（03'38"）	导师讲解、示范
12:00~15:00	提问	提问（03'00"）	导师提问
15:00~30:00	练习	分两组练习	学员练习
30:00~		结束	

注：本部分授课时长30 min，导师与学员比例（1:10）~（1:8）。

课后习题

1. 关于取出宫内节育器的适应证的说法，以下哪项是不正确的？
   A. 放置宫内节育器后出现并发症者
   B. 绝经半年到一年者

C. 放置宫内节育器后出现月经周期紊乱，经量增多者
D. 带器妊娠在人工流产的同时取环
E. 含铜节育器放置期限超过15年者

2. 取出宫内节育器时应注意_____。
   A. 取环应在月经第3～7天进行
   B. 检查无尾丝者，取环前要详问病史，确知环型及有无脱落
   C. 炎性急性发作期要立即取环以防感染加重
   D. 带器早期妊娠手术时必须先取器后吸宫
   E. 带器异位妊娠时，无须取出节育器

3. 关于放置宫内节育器的并发症，以下哪项是不正确的？
   A. 放置IUD过大，易致腰酸，下腹坠胀。
   B. 子宫位置及大小检查不正确，易发生子宫穿孔
   C. 严格无菌操作，可降低术后感染的发生
   D. 术式选择与子宫宫腔大小、形态相符的IUD，可杜绝副反应的出现
   E. 尾丝过长或过短，可引起男性性交痛

4. 关于宫内节育器取出指证，以下哪项是不正确的？
   A. 放置期限已到
   B. 计划妊娠者
   C. 放置后出现副反应，轻度腰痛
   D. 绝经半年后，1年内

5. 取器过程中发现节育器嵌顿，其发生可能原因是_____。
   A. 放置时间过长
   B. 绝经后取器过晚
   C. 子宫壁过薄
   D. 性生活过频
   E. 宫腔内感染

6. 女性患者，54岁，放置宫内节育器17年，现绝经1年，到门诊要求取出节育器。妇检：外阴发育良，已婚已产型，阴道通畅，黏膜略平滑，分泌物无色，量少，宫颈平滑，大小正常，宫体前倾前屈位，正常大小，活动良好，双附件未触及异常，做该项检查的主要目的是_____。
   A. 确定子宫位置
   B. 确定子宫大小
   C. 确定宫腔内是否有节育环及其类型
   D. 了解卵巢功能
   E. 测定血小板数量

7. 女性患者，29岁，1-0-2-1，小孩2岁，身体健康，现咨询避孕方式。以下哪种情况不需要取出宫内节育器？
   A. 宫内节育器放置时间已满　　　　　　B. 带器妊娠
   C. 带器后经量增多　　　　　　　　　　D. 计划再生育
   E. 宫内节育器下移

8. 关于宫内节育器取出术的注意事项，以下哪项是不正确的？
   A. 术时体温低于37.5℃
   B. 术前3天禁欲
   C. 手术应于月经干净后3～7天进行
   D. 术后需给予3～5天抗生素
   E. 绝经者应于绝经后0.5～1年内取出

9. 关于宫内节育器的不良反应，以下哪项是不正确的？
   A. 出血常发生于放置宫内节育器后1年内，尤其是最初3个月
   B. 上环后腰酸腹胀是因为IUD刺激子宫收缩所致
   C. 出血的原因是因为IUD刺激引起子宫收缩所致
   D. 术时选择与子宫腔大小、形态相符的IUD，可杜绝副反应的出现
   E. 上环后出血经治疗3个周期仍未见效者应考虑取出

10. 关于宫内节育器的取出时间，以下哪项是不正确的？
    A. 月经干净后3～7天
    B. 因子宫出血不止需取出者，随时可取
    C. 绝经后12个月以上者
    D. 改换女性绝育术时应先取器
    E. 带器妊娠可在人工流产术同时取出

（王国增）

【答案】 1. C　2. C　3. D　4. C　5. B　6. C　7. C　8. D　9. D　10. C

急诊科

气管插管

学习目标

- 掌握气管插管的目的。
- 掌握气管插管所需物品准备。
- 掌握气管插管的操作流程。
- 熟悉气管插管的注意事项。

授课方法

- 播放视频。
- 暂停视频,提问学员气管插管的目的、适应证、注意事项。
- 继续播放视频。
- 暂停视频,向学员展示气管插管的各项物品检查方法、病员准备。
- 继续播放视频。
- 暂停视频,向学员展示球囊面罩的"CE"手法。
- 继续播放视频。
- 暂停视频,讲解操作要点。
- 继续播放视频,直至结束。
- 提问气管插管的目的、优缺点、判断气管插管位置的方法、呼吸末二氧化碳检测仪的作用。
- 学员每2人配合,分组练习。
- 本部分结束,询问学员有无问题。

用物准备

序号	物品	数量(件)	备注
1	气管插管模型	2	每工作台1个
2	气管导管	4(7#、8#各1)	每工作台2个
3	5 mL注射器	2	每工作台1个
4	喉镜	2	每工作台1套

续表

序 号	物品	数量（件）	备 注
5	听诊器	2	每工作台1个
6	管芯	2	每工作台1个
7	牙垫或气管导管固定装置	2	每工作台1个
8	润滑剂	2	每工作台1个
9	球囊面罩	2	每工作台1个
10	呼末二氧化碳检测仪	2	每工作台1个
11	吸引器	2	每工作台1个
12	无菌手套	12	每工作台6副
13	帽子	12	每工作台6个
14	口罩	12	每工作台6个

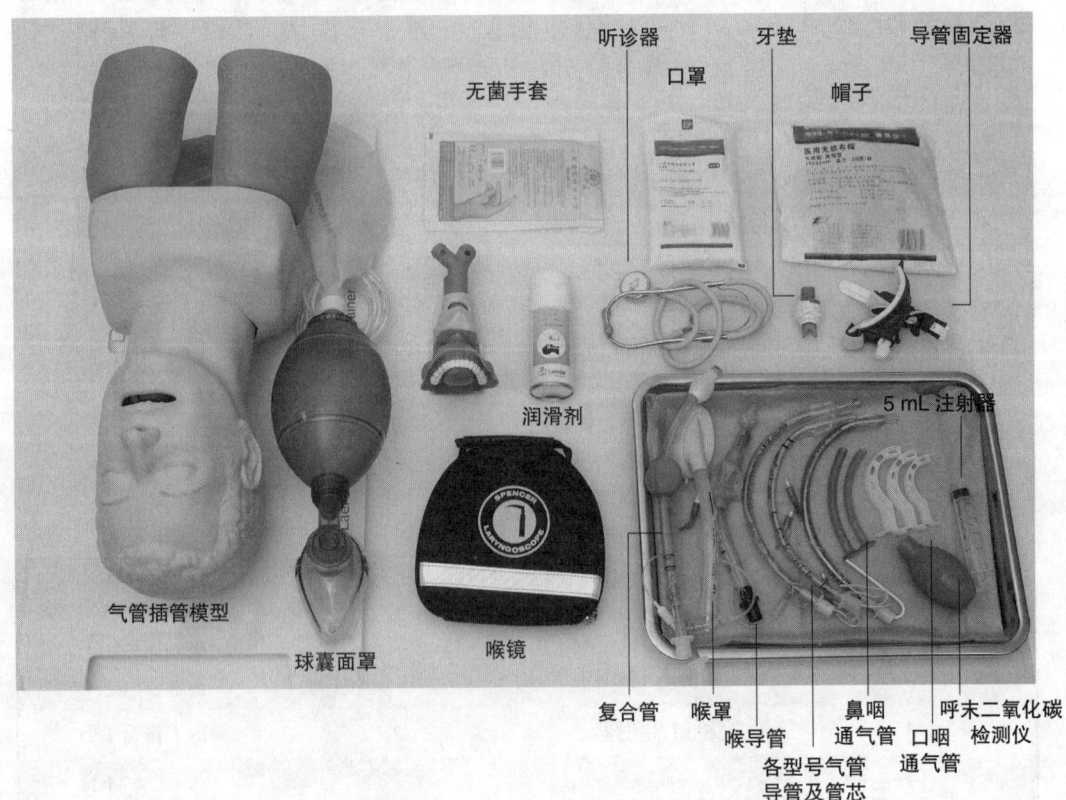

材料对照彩图

授课流程

时间	大章节	内容（时长）	授课方式
00:00~02:00	目的、适应证、注意事项	气管插管的目的、适应证、注意事项（00′45″）	视频
		讨论（01′15″）	导师主持
02:00~05:00	操作前准备	操作前准备（01′53″）	视频
		讨论（01′07″）	导师主持
05:00~12:00	操作过程	体位及球囊面罩的使用（00′30″）	视频
		示范球囊面罩的使用（00′30″）	导师示范
		操作过程（01′52″）	视频
		讲解操作要点（05′00″）	导师讲解、示范
12:00~14:00	注意事项	注意事项（30″）	视频
		提问（01′30″）	导师提问
14:00~40:00	练习	分两组练习	学员练习
40:00~		结束	

注：本部分授课时长 40 min，导师与学员比例（1∶10）~（1∶8）。

课后习题

1. 经气管插管吸痰时间应小于＿＿＿＿，负压不可过大。
   A. 3 s　　　　B. 5 s　　　　C. 6 s　　　　D. 10 s

2. 为清醒的气管插管患者吸痰时，以下哪项指导不妥？
   A. 安抚患者不要担忧，以消除其紧张情绪
   B. 指导其自主咳嗽
   C. 告知患者应少饮水，以减少痰液产生
   D. 指导患者恢复舒适体位

3. 以下确认气管插管位置的方法，除了＿＿＿＿。
   A. 听诊　　　　　　　　　　B. 呼吸末二氧化碳检测仪
   C. 呼吸末二氧化碳比色仪　　D. 观察气管导管深度

4. 为防止气囊充气时间过长造成气管黏膜发生缺血性损伤,应每隔_____放气1次。
   A. 30～60 min   B. 1～2 h   C. 2～3 h   D. 5～6 h

5. 气管内插管气囊压力过高,充气时间过长,易导致_____。
   A. 气管插管滑落   B. 气道漏气
   C. 气道黏膜溃疡坏死   D. 气道阻塞

6. 留置气管插管_____天后考虑行气管切开手术。
   A. 4   B. 5   C. 6   D. 7

7. 气管插管气囊充气_____。
   A. 2～3 mL   B. 3～4 mL   C. 4～5 mL   D. 5～7 mL

8. 确认气管插管位置的黄金方法是_____。
   A. 听诊   B. 呼吸末二氧化碳检测仪
   C. 呼吸末二氧化碳比色仪   D. 食管检测仪

9. 以下哪项不是气管内插管的适应证?
   A. 喉痉挛   B. 新生儿呼吸困难
   C. 颈椎骨折   D. 外科手术施行气管内麻醉

10. 气管插管留置时间一般不宜超过_____h。
    A. 36   B. 48   C. 60   D. 72

(季晟超)

【答案】1. D 2. C 3. D 4. D 5. C 6. D 7. D 8. B 9. A 10. D

电除颤

学习目标
- 掌握电除颤的目的。
- 掌握电除颤适应证。
- 熟悉电除颤注意事项。

授课方法
- 播放视频。
- 暂停视频,提问学员电除颤的目的、适应证、注意事项。
- 继续播放视频。
- 暂停视频,向学员展示除颤仪、向学员展示如何涂导电糊及不能摩擦电极板。
- 继续播放视频。
- 暂停视频,讲解电除颤中的操作要点(如何充电、什么时候"离开"、"离开"如何做、能量如何选择)。
- 继续播放视频至结束。
- 讨论注意事项。
- 学员练习。
- 本部分结束,询问学员有无问题。

用物准备

序号	物品	数量(件)	备注
1	除颤仪	1	1台
2	CPR模拟人	1	1台
3	导电胶	1	1瓶

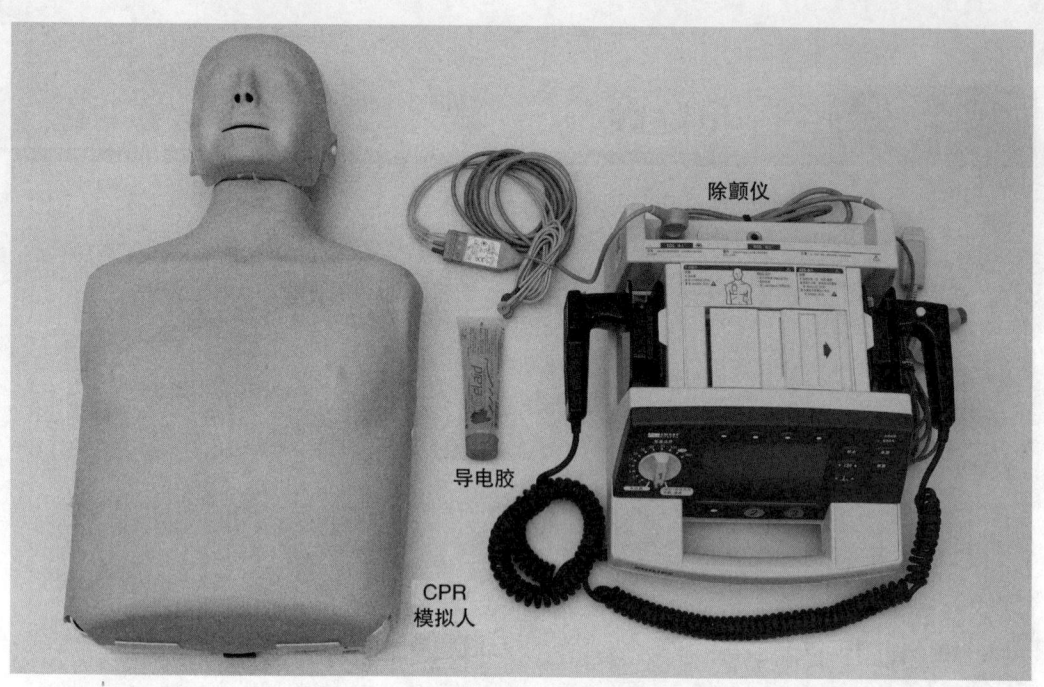

除颤仪
导电胶
CPR 模拟人

材料对照彩图

授课流程

时 间	大 章 节	内 容（时长）	授 课 方 式
00:00～02:00	目的、适应证、注意事项	电除颤的目的、适应证、注意事项（00′42″）	视频
		讨论（01′18″）	导师主持
02:00～05:00	操作前准备	操作前准备（00′06″）	视频
		讨论（02′54″）	导师主持、示范
05:00～09:00	操作过程	操作过程（01′12″）	视频
		讲解操作要点（02′48″）	导师讲解、示范
09:00～10:00	注意事项	注意事项（26″）	视频
		提问（00′34″）	导师提问
10:00～20:00	练习	练习	学员练习
20:00～		结束	

注：本部分授课时长 20 min，导师与学员比例（1∶10）～（1∶8）。

> 课后习题

1. 电除颤的原理是_____。
   A. 恢复患者肺部通气　　　　　　　　　B. 恢复患者正常血流
   C. 恢复患者肺部通气及血流　　　　　　D. 消除异位心律，阻断折返激动

2. 电除颤和电复律的工作模式包括_____。
   A. 同步　　　　　　　　　　　　　　　B. 非同步
   C. 同步和非同步　　　　　　　　　　　D. 以上均不正确

3. 室颤时采用的工作模式为_____。
   A. 同步　　　　　　　　　　　　　　　B. 先同步后非同步
   C. 先非同步后同步　　　　　　　　　　D. 非同步

4. 电除颤的适应证包括_____。
   A. 室颤、无脉室速
   B. 房颤、房扑伴有血流动力学障碍
   C. 药物及其他方法治疗无效的阵发性室上速、室速
   D. 心肌缺血

5. 电除颤的禁忌证不包括_____。
   A. 病史已经多年，心脏已经明显增大及心房内有新鲜血栓形成或近三个月内有栓塞史
   B. 抢救突发的心脏骤停
   C. 有洋地黄中毒、低血钾时暂不宜电除颤
   D. 伴有高度或完全性房室传导阻滞、房颤或房扑

6. 手动除颤仪不包括以下哪个按键？
   A. 自动开关机按钮　　B. 充电按钮　　　C. 电击按钮　　　　D. 能量选择键

7. 对于成年室颤患者，初次点击首选能量应为_____。
   A. 150 J　　　　　　B. 200 J　　　　　C. 厂商推荐能量　　D. 360 J

8. 电极板分别置于_____。
   A. 胸骨左缘第2肋间及心尖区　　　　　B. 胸骨左缘第2肋间及心底区
   C. 胸骨右缘第2肋间及心底区　　　　　D. 胸骨右缘第2肋间及心尖区

9. 室颤电击除除颤后应立即开始_____。
   A. 观察心电监护,明确有无除颤成功　　B. CPR
   C. 使用血管活性药物　　　　　　　　D. 建立高级气道

10. 电除颤的并发症不包括_____。
    A. 心律失常　　　　　　　　　　　　B. 心肌损伤
    C. 肺和体循环栓塞　　　　　　　　　D. 头部损伤

(季晟超)

【答案】 1. D　2. C　3. D　4. A　5. B　6. A　7. C　8. D　9. B　10. D

清创术

学习目标

- 掌握清创术的目的。
- 掌握清创术所需物品准备。
- 掌握清创术的操作流程。
- 熟悉清创术的注意事项。

授课方法

- 播放视频。
- 暂停视频,提问学员清创术的目的。
- 继续播放视频。
- 暂停视频,向学员展示清创术的物品准备,指导学员戴帽子、口罩、无菌手套。
- 继续播放视频。
- 暂停视频,向学员示范局部浸润麻醉方法。
- 继续播放视频。
- 暂停视频,提问学员伤口一期缝合指征。
- 继续播放视频。
- 暂停视频,向学员示范间断缝合方法。
- 继续播放视频,直至结束。
- 讲解清创术的注意事项。
- 学员分组练习。
- 本部分结束,询问学员有无问题。

用物准备

序 号	物 品	数量(件)	备 注
1	清创模型	4	每工作台1个
2	碘伏溶液	4	每工作台1瓶

续表

序 号	物 品	数量（件）	备 注
3	生理盐水	4	每工作台1瓶
4	3%过氧化氢消毒液	4	每工作台1瓶
5	肥皂水	4	每工作台1瓶
6	绷带	8	每工作台2卷
7	无菌纱布	16	每工作台4包
8	无菌手术包	4	每工作台1包
9	5 mL注射器	4	每工作台1支
10	2%利多卡因注射液	8	每工作台2支
11	胶布	4	每工作台1卷
12	止血带	4	每工作台1根
13	无菌手套	12	每工作台3副
14	无菌毛刷	12	每工作台3个
15	帽子	12	每工作台3个
16	口罩	12	每工作台3个
17	带线缝合针	4	每工作台1个
18	持物罐	4	每工作台1个

急诊科

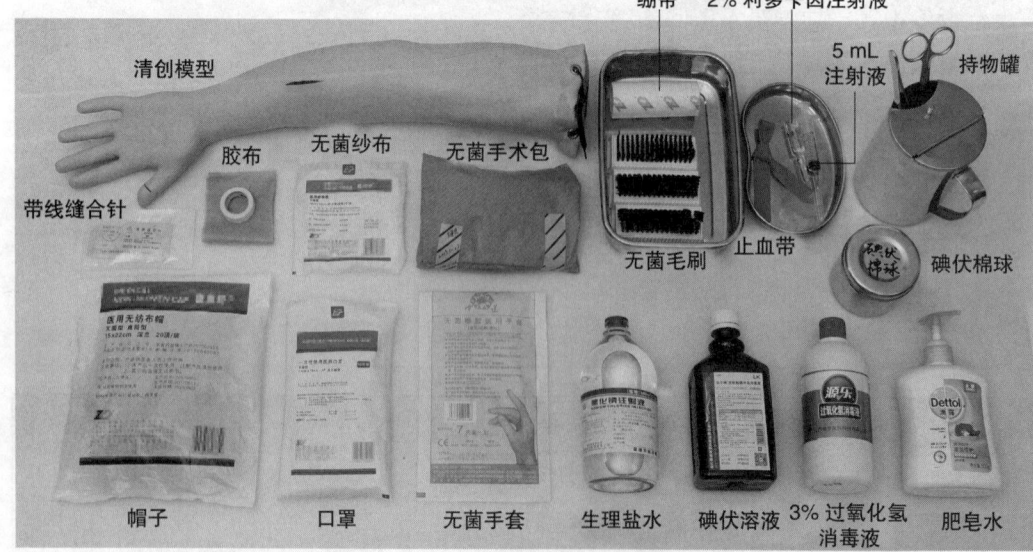

材料对照彩图

授课流程

时 间	大 章 节	内容（时长）	授 课 方 式
00：00～02：00	目的	清创术的目的（00'43″）	视频
		清创术的目的（01'17″）	导师提问
02：00～05：00	操作前准备	操作前准备（00'30″）	视频
		操作前准备（02'30″）	导师讲解、示范
05：00～13：00	操作过程	初步清理伤口（01'00″）	视频
		再次处理伤口（00'50″）	视频
		局部浸润麻醉操作要点（01'20″）	导师讲解、示范
		再次处理伤口（00'45″）	视频
		清创后伤口处理（00'24″）	视频
		伤口一期缝合指征（01'20″）	导师提问
		清创后伤口处理（00'46″）	视频
		间断缝合（01'17″）	导师讲解、示范
		清创后伤口处理（00'18″）	视频
13：00～14：00	注意事项	注意事项（01'00″）	导师讲解
14：00～60：00	练习	分四组练习（26'00″）	学员练习
60：00～		结束	

注：本部分授课时长60 min，导师与学员比例（1：10）～（1：8）。

课后习题

1. 清创时，以下哪项是不正确的？
   A. 伤口污染较轻，伤后12 h内可以行一期缝合
   B. 通常伤后8 h内的伤口可以行一期缝合
   C. 头部伤口，伤后48 h内，如条件允许，可以行一期缝合
   D. 受伤超过24 h的伤口均不能行一期缝合
   E. 污染严重的伤口可行延期缝合

2. 关于清创术的注意事项，以下哪项是正确的？
   A. 对于合并严重颅脑损伤或腹部损伤的患者，因首先清创，防止伤口感染

B. 切除污染创面时，因由内向外，由深至浅，防止切面再污染
C. 如清创彻底，术后不需要注射破伤风抗毒素或破伤风免疫球蛋白
D. 引流物在24 h内必须取出
E. 清创需彻底，异物需彻底清除，深筋膜需充分切开，有效解除深层组织张力

3. 清创术中，清理伤口时因尽可能保留哪些组织？
   A. 皮缘、脂肪、血管　　B. 神经、肌腱、脂肪　　C. 肌腱、神经、血管
   D. 肌腱、骨块、脂肪　　E. 神经、皮缘、脂肪

4. 清创术中，通常何种伤口需要放置引流物？
   A. 伤口深
   B. 无效腔内可能形成血肿
   C. 损伤范围大
   D. 伤口污染严重
   E. 以上都是

5. 清创术中，以下哪项操作是不正确的？
   A. 伤口周围油污应用松节油擦去
   B. 伤口周围皮肤用碘伏消毒
   C. 切除失去活力的组织和明显挫伤的创缘组织
   D. 深部伤口不宜再扩大
   E. 用无菌生理盐水及过氧化氢冲洗伤口

6. 关于清创术，以下哪项是不正确的？
   A. 清创术最好在伤后6～8 h内进行
   B. 污染较轻的伤口，伤后12 h一般仍可一期缝合
   C. 超过12 h的伤口，清创后一般不予缝合
   D. 面颈部、关节附近、神经血管暴露的伤口，即使超过24 h，仍应缝合
   E. 战地伤口早期，可作一期缝合

7. 清创时，下列何种情况在伤后24～48 h内可以行一期缝合？
   A. 头面部伤口　　B. 小腿伤　　C. 前臂伤口
   D. 胸部伤口　　　E. 手部伤口

8. 四肢伤口清创，一般在伤后多长时间内可以一期缝合？
   A. 6～8 h　　B. 8～12 h　　C. 12～16 h
   D. 16～24 h　　E. 24～48 h

9. 女性患者,24岁,因"右小腿划伤后疼痛流血2 h"来院,体格检查:右小腿外侧可见长3 cm纵行皮肤裂伤,伤口无明显污染,足趾活动感觉好,末梢血供好。针对该患者的治疗,正确的是_____。
   A. 清创后纱布填塞伤口,加压包扎
   B. 术后联合使用大剂量抗生素预防感染
   C. 嘱患者1周内门诊拆线
   D. 术后无须注射破伤风抗毒素或破伤风免疫球蛋白
   E. 清创后,间断缝合伤口

10. 男性患者,20岁,因右大腿皮肤割伤20 h来院,体格检查可见右大腿外侧长4 cm伤口,污染较严重,以下处理方法哪项不正确?
    A. 清创时,需用生理盐水、过氧化氢反复冲洗伤口
    B. 清创后一期缝合伤口
    C. 清创后,纱布填塞伤口,二期缝合
    D. 术后因给予破伤风抗毒素或破伤风免疫球蛋白
    E. 根据伤情给予合适的抗生素

(邵钦)

【答案】1. D 2. E 3. C 4. E 5. D 6. E 7. A 8. A 9. E 10. B

环甲膜穿刺术

学习目标
- 掌握环甲膜穿刺术的适应证。
- 掌握环甲膜穿刺术的禁忌证。
- 掌握环甲膜穿刺术的操作步骤。

授课方法
- 播放视频。
- 暂停视频,提问学员环甲膜穿刺术的目的、适应证和禁忌证。
- 继续播放视频,直至结束。
- 提问环甲膜穿刺解剖定位要点。
- 学员在自身及模型上进行定位操作。
- 向学员讲解环甲膜穿刺器械准备要点。
- 演示使用简易环甲膜穿刺针进行穿刺步骤。
- 学员每2人配合,分组练习。
- 询问学员环甲膜穿刺针留置时间。
- 本部分结束,询问学员有无问题。

用物准备

序号	物品	数量(件)	备注
1	环甲膜穿刺模型	2	每工作台1个
2	气管导管	4(6.5#、7#各2)	每工作台2个
3	14#穿刺针	12	每工作台6个
4	5 mL注射器	4	每工作台2个
5	10 mL注射器	2	每工作台1个

续表

序 号	物 品	数量（件）	备 注
6	听诊器	2	每工作台1个
7	生理盐水	2	每工作台1袋
8	胶布	2	每工作台1卷
9	2%利多卡因注射液	2	每工作台1支
10	简易呼吸器	2	每工作台1个
11	消毒用物	2	每工作台1瓶
12	无菌手套	12	每工作台6副
13	帽子	12	每工作台6个
14	口罩	12	每工作台6个

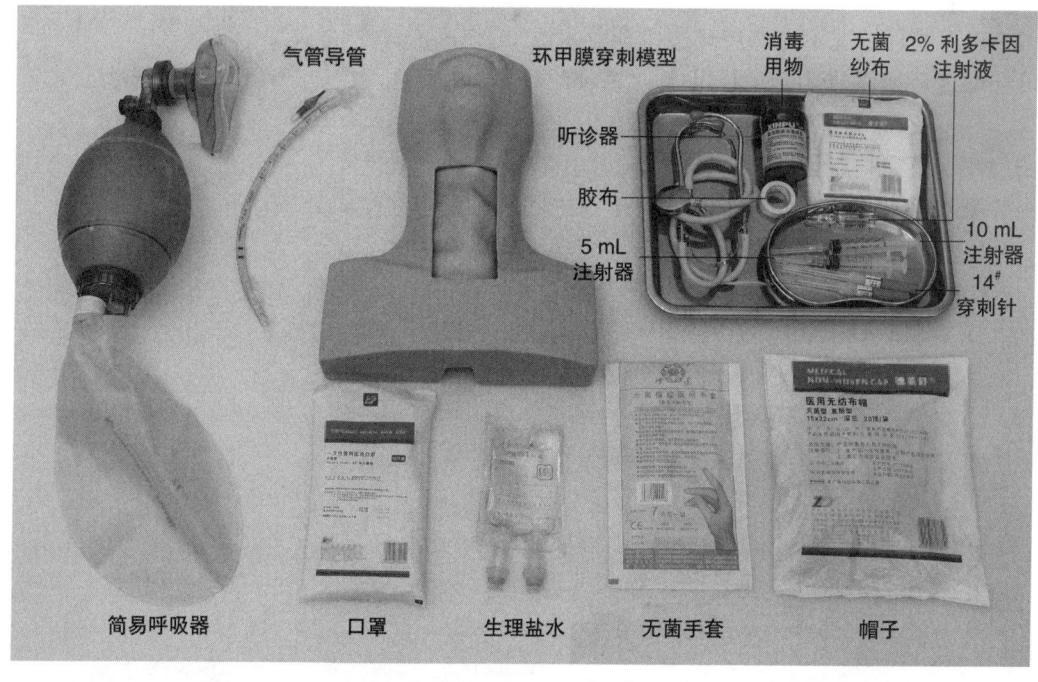

材料对照彩图

授课流程

时 间	大 章 节	内容（时长）	授 课 方 式
00:00～03:00	目的、适应证、禁忌证	环甲膜穿刺术的目的、适应证、禁忌证（00'59″）	视频
		讨论（02'01″）	导师主持
03:00～12:00	操作过程	操作过程（4'40″）	视频
		讲解操作要点（04'20″）	导师讲解、示范
12:00～60:00	练习	练习	学员练习
60:00～		结束	

注：本部分授课时长60 min，导师与学员比例（1∶10）～（1∶8）。

课后习题

1. 环甲膜穿刺术穿刺针保留时间一般不超过_____。
   A. 6 h   B. 12 h   C. 18 h   D. 24 h
   E. 48 h

2. 以下哪种情况不宜选用环甲膜穿刺术？
   A. 上呼吸道梗阻   B. 下呼吸道梗阻   C. 喉部异物   D. 咽部异物

3. 环甲膜穿刺点是_____。
   A. 甲状软骨下缘与环状软骨弓上缘之间与颈正中线交界处
   B. 甲状软骨下缘与环状软骨弓上缘交界处
   C. 甲状软骨下缘与颈正中线交界处
   D. 甲状软骨下缘与软骨弓上缘之间与颈正中线交界处

4. 多大小儿不宜做环甲膜切开术？
   A. 2岁以下   B. 3岁以下   C. 4岁以下   D. 5岁以下

5. 关于环甲膜穿刺术的描述，以下哪项是正确的？
   A. 于患者颈部作一垂直切口
   B. 于患者颈部作一水平切口

C. 使用大直径穿刺针刺穿甲状软骨

D. 引导留置导管进入气道以允许通气

6. 环甲膜穿刺术的适应证包括_____。
   A. 严重下颌创伤
   B. 通气困难患者经口气管插管失败
   C. 完全性上呼吸道梗阻
   D. 上述均是

7. 关于环甲膜定位，以下哪项是正确的？
   A. 下颚下三横指
   B. 从胸骨切迹沿着气管往上触摸到环状软骨
   C. 胸骨切迹上三横指
   D. 直接触摸到环状软骨下的膜

8. 当进行环甲膜穿刺术时，穿刺针应_____。
   A. 优势手持针，与皮肤呈20°进针
   B. 优势手持针，与皮肤呈35°进针
   C. 优势手持针，与皮肤呈45°进针
   D. 优势手持针，与皮肤呈60°进针

9. 当术者行环甲膜穿刺术时，以下哪项是正确的？
   A. 非优势手移动气管位置
   B. 穿刺时穿刺针连接喷射通气口以便立即通风
   C. 尽可能深的刺入穿刺针
   D. 穿刺时应一边进针一边回抽注射器以保持真空

10. 以下属于环甲膜穿刺术的禁忌证是_____。
    A. 颈部解剖位置定位困难
    B. 喉罩置入失败
    C. 患者年龄＜8岁
    D. 以上均不是

（丁震敏）

【答案】1. D 2. B 3. A 4. B 5. D 6. D 7. B 8. C 9. D 10. A

四肢骨折现场急救外固定

学习目标
- 掌握四肢骨折现场急救外固定的目的。
- 掌握四肢骨折现场急救外固定所需物品准备。
- 掌握四肢骨折现场急救外固定的操作流程。
- 熟悉四肢骨折现场急救外固定的注意事项。

授课方法
- 播放视频。
- 暂停视频,提问学员四肢骨折现场急救外固定的目的、适应证。
- 继续播放视频。
- 暂停视频,向学员展示四肢骨折现场急救外固定的各项物品及操作前准备。
- 继续播放视频。暂停视频,讲解操作要点。
- 继续播放视频,直至结束。
- 提问四肢骨折现场急救外固定的注意事项。
- 学员每2人配合,分组练习。
- 本部分结束,询问学员有无问题。

用物准备

序 号	物 品	数量(件)	备 注
1	前臂模型	2	每工作台1个
2	小腿模型	2	每工作台1个
3	三角巾	4	每工作台2条
4	棉垫	12	每工作台6块
5	前臂夹板	2	每工作台1套
6	小腿夹板	2	每工作台1套
7	手套	12	每工作台6副
8	绷带	24	每工作台12卷

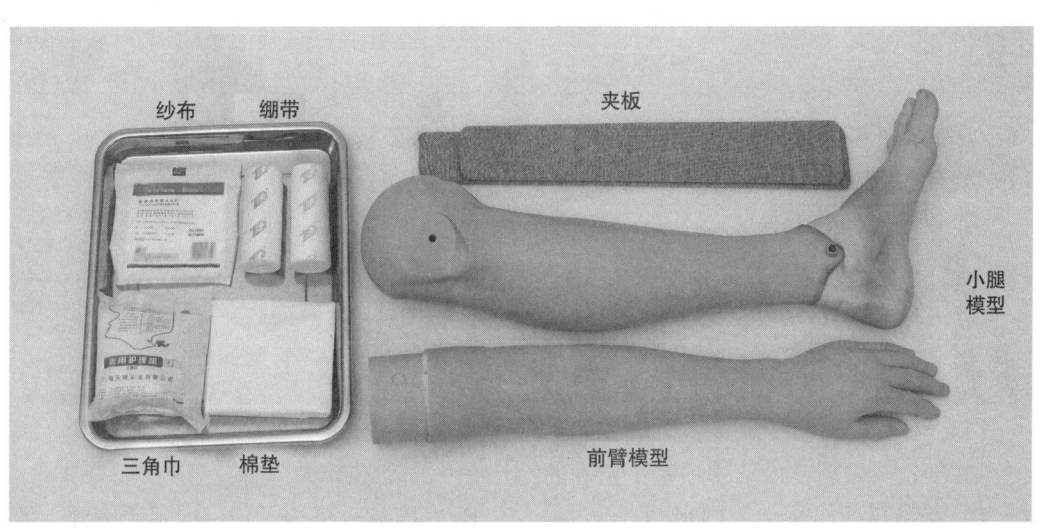

材料对照彩图

授课流程

时　间	大章节	内容（时长）	授课方式
00：00～02：00	目的、适应证	四肢骨折现场急救外固定的目的、适应证（00′50″）	视频
		讨论（01′10″）	导师主持
02：00～03：00	需要的物品及操作前准备	需要的物品及操作前准备（00′17″）	视频
		讨论（00′43″）	导师主持
03：00～11：00	操作过程	检查患者（00′20″）	视频
		上臂骨折固定（00′30″）	视频
		前臂骨折固定（00′45″）	视频
		股骨骨折固定（00′35″）	视频
		小腿骨折固定（00′50″）	视频
		讲解操作要点（05′00″）	导师讲解、示范
11：00～14：00	注意事项	注意事项（01′00″）	视频
		提问（02′00″）	导师提问
14：00～60：00	练习	分两组练习	学员练习
60：00～		结束	

注：本部分授课时长 60 min，导师与学员比例（1∶10）～（1∶8）。

课后习题

1. 对于无骨折端外露的骨折伤员的肢体，用夹板或木棍、树枝等固定时应_____。
   A. 超过伤处上、下关节　　　　　　　　B. 仅超过伤处下关节
   C. 仅超过伤处上关节　　　　　　　　　D. 不得超过伤处上、下关节

2. 发生骨折后，应及时将断骨固定，固定时应保持_____。
   A. 尽可能紧　　　　　　　　　　　　　B. 尽可能松
   C. 松紧适当，以不影响血液流通为宜　　D. 以上都是

3. 关于骨折处理，以下哪项是不正确的？
   A. 前臂骨折可用夹板固定　　　　　　　B. 上肢骨折可用三角巾固定于胸廓
   C. 下肢骨折可以和健肢一起固定　　　　D. 开放性骨折可以将骨折端还纳

4. 关于骨折急救处理时妥善固定的目的，以下哪项是不正确的？
   A. 使移位的骨折得到适当的调整
   B. 避免骨折端在搬运过程中加重软组织损伤
   C. 止痛可以防止休克
   D. 减少骨折端出血

5. 遇到有小腿骨折的伤员，周围寻找不到固定材料，现场处理方法是_____。
   A. 用衣服包扎　　　　　　　　　　　　B. 固定于健肢
   C. 屈膝固定于同侧大腿　　　　　　　　D. 立即送往医院

6. 前臂骨折进行固定时，以下哪项是正确的？
   A. 将上肢置于功能位　　　　　　　　　B. 夹板长度不能超过腕关节
   C. 绷带由近向远缠绕　　　　　　　　　D. 先固定骨折上端再固定骨折下端

7. 骨折患者，应采用_____的急救原则。
   A. 等待救护人员到来　　　　　　　　　B. 立即送往医院
   C. 先固定后搬运　　　　　　　　　　　D. 以上都是

8. 关于骨折现场急救，以下哪项是正确的？
   A. 骨折都应初步复位后再临时固定
   B. 对骨折端外露者应先复位后固定，以免继续感染
   C. 一般应将骨折肢体在原位固定

9. 以下哪种体征是骨折的专有体征？
   A. 肿胀与淤斑　　B. 疼痛与压痛　　C. 功能障碍　　D. 反常活动
   E. 以上都不是

10. 开放性骨折的处理应_____。
    A. 先将骨折端送回伤口，再做包扎固定
    B. 严禁把暴露在伤口外的骨折端送回伤口内，可用干净的布包扎以免感染
    C. 不做处理
    D. 先行局部清洁消毒处理，再将骨折端送回伤口，包扎固定

（李昕）

【答案】1. A　2. C　3. D　4. D　5. B　6. A　7. C　8. C　9. D　10. B

无创呼吸机的使用

学习目标

- 掌握无创呼吸机通气的目的。
- 掌握无创通气的适应证和禁忌证。
- 掌握实施无创通气的操作流程。
- 熟悉无创通气实施后需要观察的项目。

授课方法

- 播放视频,展示无创通气的目的、适应症、禁忌症。
- 暂停视频,讨论无创通气的适应症和禁忌症。
- 继续播放视频,展示物品准备、患者准备部分。
- 暂停视频,向学员展示各项物品,讨论患者准备内容。
- 继续播放视频,展示无创通气的操作流程。
- 暂停视频,操作、演示并讨论操作流程中问题。
- 继续播放视频,直至结束。展示监测指标及注意事项。
- 提问无创通气后应观察哪些指标,何时停用无创通气。
- 学员分组练习如上操作。
- 本部分结束,询问学员有无问题。

用物准备

序号	物品	数量(件)	备注
1	模拟人	2	每工作台1个
2	无创呼吸机	2	每工作台1个
3	呼吸机导管	2	每工作台1套
4	无创面罩	2	每工作台1套
5	氧气皮条	2	每工作台1套
6	监护仪	2	每工作台1套
7	听诊器	2	每工作台1套

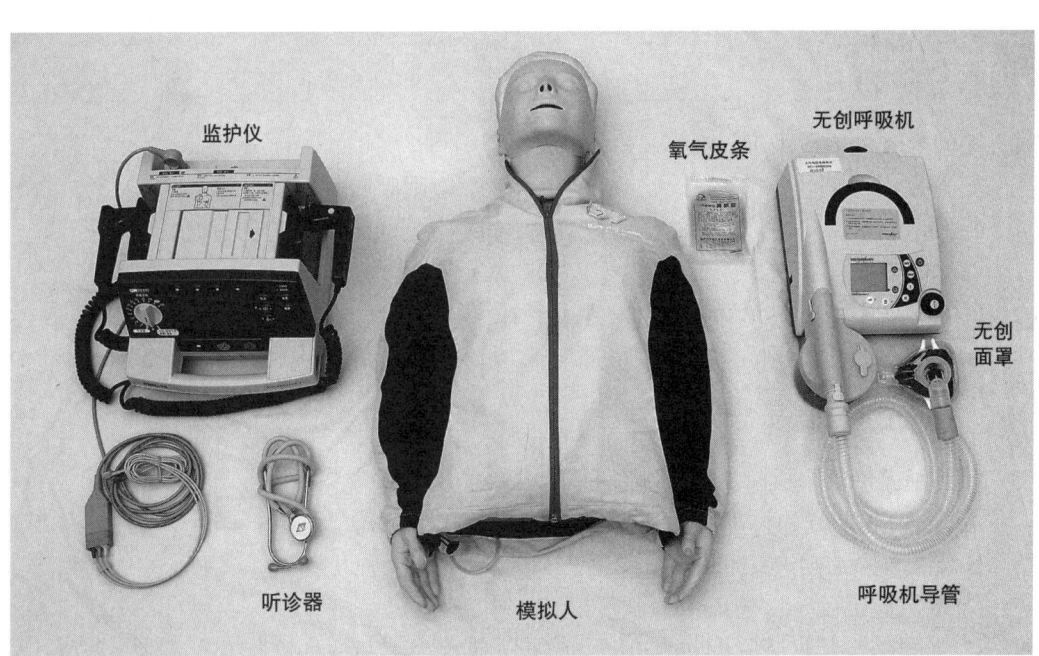

监护仪　氧气皮条　无创呼吸机　无创面罩　听诊器　模拟人　呼吸机导管

材料对照彩图

授课流程

时　间	大　章　节	内容（时长）	授课方式
00:00～05:00	目的、适应证、禁忌证	无创呼吸机的目的、适应证、禁忌证(02'30″)	视频
		讨论(02'30″)	导师主持
05:00～07:30	操作前准备	操作前准备（物品、患者）(02'30″)	视频
		讨论(05'00″)	导师主持
07:30～16:00	操作过程	呼吸机使用流程(02'30″)	视频
		呼吸机开机连接并设置参数(04'00″)	导师示范
		讲解操作要点(02'00″)	讨论
16:00～20:00	注意事项	注意事项(2'30″)	视频
		问答(01'30″)	导师提问
20:00～60:00	练习	分两组练习	学员练习
60:00～		结束	

注：本部分授课时长60 min，导师与学员比例（1:10）～（1:8）。

无创呼吸机的使用

课后习题

1. 无创呼吸机不适用于_____。
   A. 心跳呼吸停止　　　　　　　　　B. 睡眠呼吸暂停
   C. 呼吸机疲劳　　　　　　　　　　D. 有创通气脱机前的过渡

2. 以下哪项不是使用无创呼吸机的并发症？
   A. 易误吸　　　　　　　　　　　　B. 痰液干燥，咳痰困难
   C. 胃胀气　　　　　　　　　　　　D. 腹泻

3. 在使用无创呼吸机时，以下哪项是不正确的？
   A. 出现口咽干燥时，可以间歇喝水缓解，使用湿化器
   B. 要杜绝无创通气时的漏气
   C. 要防止误吸
   D. 可间歇松开罩避免长期压迫同一位置，损伤鼻梁与面部皮肤

4. 在使用无创呼吸机期间，应监测的内容是_____。
   A. 血氧饱和度　　B. 呼吸频率　　C. 心率　　　　D. 以上都是

5. 无创机械通气的适应证不包括_____。
   A. ARDS 早期　　　　　　　　　　B. 无自主呼吸的患者
   C. 呼吸睡眠综合征　　　　　　　　D. 心源性肺水肿

6. 以下可以应用无创机械通气的是_____。
   A. 意识障碍，呼吸不规则　　　　　B. 气道分泌物多且排痰障碍
   C. 极易发生呕吐和误吸　　　　　　D. 缺氧或 CO_2 潴留

7. 以下哪项不是呼吸机导致的损伤？
   A. 低血容量性休克　　B. 皮下气肿　　C. 气胸　　　　D. 呼吸性碱中毒

8. 无创机械通气的相对禁忌证不包括_____。
   A. 未经引流的张力性气胸　　　　　B. 肺大疱
   C. 大咯血　　　　　　　　　　　　D. 肺结核

（刘杨）

【答案】1. A　2. D　3. B　4. D　5. B　6. D　7. A　8. D

张力性气胸的急诊处理

学习目标

- 掌握张力性气胸的急诊处理，胸腔穿刺的目的、适应证和禁忌证。
- 掌握胸腔穿刺术所需物品准备。
- 掌握胸腔穿刺术的操作流程。
- 熟悉胸腔穿刺术的注意事项。

授课方法

- 播放视频。
- 暂停视频，提问学员胸腔穿刺术的目的、适应证和禁忌证。
- 继续播放视频。
- 暂停视频，向学员展示胸腔穿刺术的检查方法、病员准备。
- 继续播放视频。
- 暂停视频，在模型上向学员展示穿刺点的定位。
- 继续播放视频。
- 暂停视频，讲解操作要点。
- 继续播放视频，直至结束。
- 提问张力性气胸穿刺减压后下一步处理和持续漏气肺膨胀不全的处理措施。
- 学员每2人配合，分组练习。
- 本部分结束，询问学员有无问题。

用物准备

序号	物品	数量（件）	备注
1	气胸模拟人	2	每工作台1个
2	50 mL注射器	2	每工作台1个
3	5 mL注射器	2	每工作台1套

续表

序 号	物 品	数量（件）	备 注
4	听诊器	2	每工作台1个
5	2%利多卡因注射液	2	每工作台1个
6	穿刺包	2	每工作台1个
7	吸引器	2	每工作台1个
8	无菌橡胶指套	12	每工作台6个
9	碘伏棉球	2	每工作台1个
10	2 cm宽胶布	2	每工作台1卷
11	缝线	2	每工作台1卷
12	无菌手套	12	每工作台6副
13	帽子	12	每工作台6个
14	口罩	12	每工作台6个

材料对照彩图

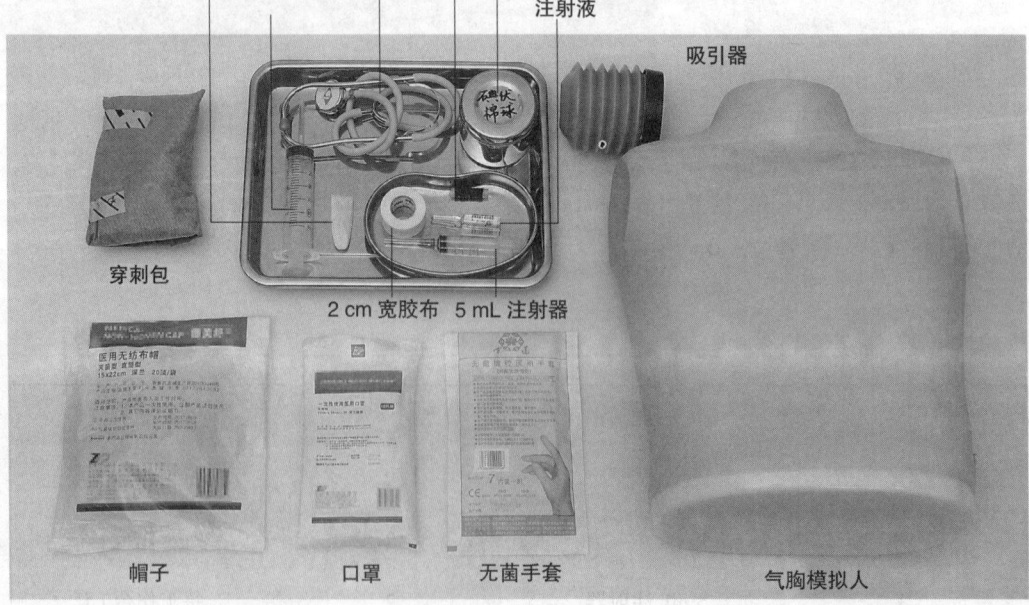

授课流程

时 间	大 章 节	内容（时长）	授课方式
00:00～02:00	目的、适应证、注意事项	胸腔穿刺放气的目的、适应证、注意事项（1'）	讲解
		讨论（01'15"）	导师主持
02:00～05:00	胸腔穿刺术的检查方法和病员准备	由病例引入紧急胸腔穿刺术及操作前病员准备（1'22"）	视频
		操作前准备（01'38"）	导师讲解
05:00～13:00	操作过程	视频演示操作过程（05'20"）	视频
		讲解操作要点（02'40"）	导师讲解、示范
13:00～15:00	注意事项	注意事项（30"）	视频
		提问（01'30"）	导师提问
15:00～60:00	练习	分两组练习	学员练习
60:00～	结束		

注：本部分授课时长60 min，导师与学员比例（1∶10）～（1∶8）。

课后习题

1. 开放性气胸紧急现场处理为_____。
    A. 胸腔闭式引流术
    B. 气管内插管，呼吸机呼气末正压通气
    C. 迅速封闭胸壁创口
    D. 吸氧
    E. 剖胸探查术

2. 关于张力性气胸的叙述，以下哪项是不正确的？
    A. 最严重的气胸类型
    B. 胸腔内压进行性增高
    C. 有纵隔扑动
    D. 有皮下气肿
    E. 急救须立即在锁骨中线第2肋间用粗针穿刺减压

3. 关于闭合性气胸的叙述，以下哪项是不正确的？
   A. 伤侧胸膜腔内压力增高，但仍低于大气压
   B. 进气少、肺萎陷在50%以下者，常无明显症状，可自行吸收，不需特殊治疗
   C. 大量进气则由纵隔推向健侧，患者胸闷、气促，伤侧叩诊鼓音，听诊呼吸音减弱或消失
   D. X线检测显示伤侧肺萎陷和胸膜腔积气，纵隔向健侧移位，重者需于伤侧锁骨中线第2肋间穿刺抽尽积气，或行胸腔闭式引流
   E. 急救须立即在锁骨中线第2肋间用粗针穿刺减压

4. 男性患者，23岁，左胸刀刺伤1 h来院，呼吸困难，发绀，胸壁广泛皮下气肿，脉细速，左胸叩诊鼓音，呼吸音消失，气管右偏，应立即_____。
   A. 吸氧，输血输液
   B. 用宽胶布固定胸壁
   C. 行左侧肋间神经封闭
   D. 用粗针头穿刺左胸腔减压
   E. 气管插管接呼吸机

5. 出现明显皮下气肿的胸部损伤是_____。
   A. 闭合性气胸 B. 多根单处肋骨骨折 C. 开放性气胸
   D. 大量血胸   E. 张力性气胸

6. 男性患者，22岁，右胸撞伤后疼痛，呼吸20次/min，脉搏85次/min，胸廓挤压征阳性，胸片示右肺压缩50%，最恰当的处理是_____。
   A. 嘱其卧床休息即可 B. 胸腔闭式引流 C. 镇痛、观察
   D. 输液   E. 吸氧

7. 男性患者，22岁，右侧胸部闭合性外伤后出现颈前区、面及胸部广泛皮下气肿，并出现极度呼吸困难，体格检查发现气管左移，右侧叩诊呈过清音，首先考虑的诊断是_____。
   A. 创伤性窒息 B. 进行性血胸 C. 闭合性气胸
   D. 张力性气胸 E. 肺挫伤

（唐伦先）

【答案】1. C 2. C 3. B 4. D 5. E 6. B 7. D

锁骨下深静脉穿刺术

学习目标

- 掌握锁骨下深静脉穿刺术的目的。
- 掌握锁骨下深静脉穿刺术所需物品准备。
- 掌握锁骨下深静脉穿刺术的操作流程。
- 熟悉锁骨下深静脉穿刺术的优缺点。

授课方法

- 播放视频。
- 暂停视频,提问锁骨下深静脉穿刺术的目的、适应证、相对禁忌证。
- 继续播放视频。
- 暂停视频,向学员展示锁骨下深静脉穿刺术的各项物品检查方法、病员准备。
- 继续播放视频。
- 暂停视频,向学员讲解穿刺点的定位及相关解剖知识。
- 继续播放视频。
- 暂停视频,讲解操作要点。
- 继续播放视频,直至结束。
- 提问锁骨下深静脉穿刺术的优缺点。
- 学员每2人配合,分组练习。
- 本部分结束,询问学员有无问题。

用物准备

序 号	物 品	数量(件)	备 注
1	锁骨下深静脉穿刺模拟人	2	每工作台1个
2	消毒用物	2	每工作台1个
3	中心静脉导管套装	2	每工作台1套
4	2%利多卡因注射液	2	每工作台1个

续表

序 号	物 品	数量（件）	备 注
5	贴膜	12	每工作台6个
6	肝素钠稀释液或生理盐水	2	每工作台1个
7	带线缝合针	12	每工作台6个
8	5 mL 注射器	2	每工作台1个
9	20 mL 注射器	2	每工作台1个
10	无菌手套	12	每工作台6副
11	帽子	12	每工作台6个
12	口罩	12	每工作台6个

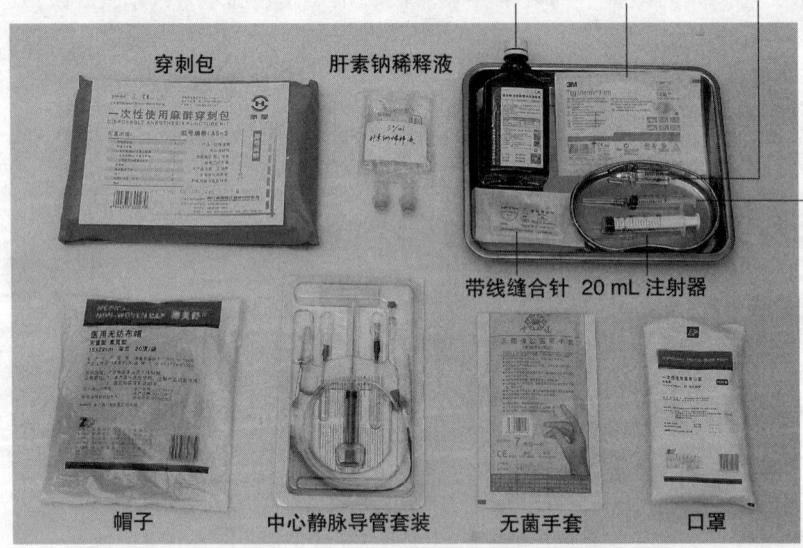

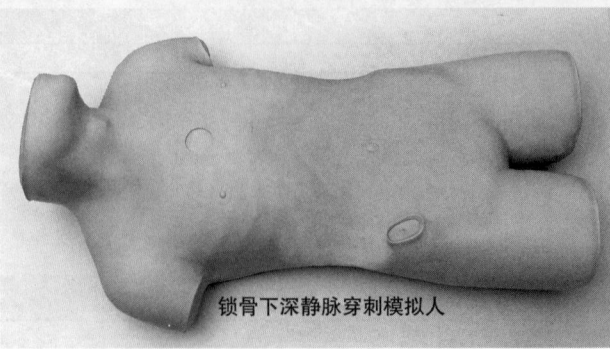

锁骨下深静脉穿刺模拟人

材料对照彩图

授课流程

时　间	大　章　节	内容（时长）	授 课 方 式
00:00～02:00	目的、适应证、禁忌证	锁骨下深静脉穿刺术的目的、适应证、禁忌证（00'45"）	视频
		讨论（01'15"）	导师主持
02:00～05:00	操作前准备	操作前准备（01'53"）	视频
		讨论（01'07"）	导师主持
05:00～12:00	操作过程	体位的摆放（00'30"）	视频
		穿刺点的定位（00'30"）	导师示范
		操作过程（01'52"）	视频
		讲解操作要点（05'00"）	导师讲解、示范
12:00～14:00	注意事项	注意事项（30"）	视频
		提问（01'30"）	导师提问
14:00～60:00	练习	分两组练习	学员练习
60:00～		结束	

注：本部分授课时长60 min，导师与学员比例（1:10）～（1:8）。

课后习题

1. 锁骨下深静脉穿刺术时，患者体位选择_____。
    A. 头部垫枕平卧，头偏向对侧
    B. 去枕平卧，肩部垫枕，头偏向对侧
    C. 去枕平卧，肩部垫枕，头偏向穿刺侧
    D. 头部垫枕平卧，头偏向穿刺侧

2. 以下哪项不属于锁骨下深静脉穿刺术的适应证？
    A. 各类休克患者
    B. 需长期输液而外周静脉穿刺困难者
    C. 心肺复苏紧急抢救开放静脉通路
    D. 需静脉应用强刺激药物患者

3. 锁骨下深静脉穿刺术的优点不包括_____。
    A. 留置时间相对较长

B. 穿刺成功率高，并发症最少
C. 导管相关感染率相对其他部位较低
D. 容易固定，血栓发生率较低

4. 锁骨下深静脉穿刺术的缺点不包括_____。
   A. 穿刺技术难度较其他部位高
   B. 容易发生气胸等机械并发症
   C. 锁骨下静脉位置变化大，失败率高
   D. 穿刺到动脉出血时不易压迫止血

5. 锁骨下深静脉穿刺术的相对禁忌证不包括_____。
   A. 已知或怀疑与插管相关的感染：菌血症或败血症的迹象
   B. 既往在插管部位有静脉血栓形成史、外伤史
   C. 胸廓畸形或锁骨、肩胛骨畸形
   D. 机械正压通气患者

6. 关于锁骨下深静脉穿刺术操作步骤表述，以下哪项是不正确的？
   A. 穿刺点定位：锁骨中点下方 1～1.5 cm 处
   B. 穿刺前用肝素稀释液预冲深静脉导管
   C. 进针方向：针尖指向头部，与胸骨纵轴呈约45度，贴近胸壁平面呈15度
   D. 扩皮器延导丝扩皮要充分反复扩皮，以保证导管留置顺利

7. 以下哪项不是右锁骨下深静脉穿刺术的常见并发症？
   A. 空气栓塞　　　　　B. 淋巴管损伤　　　　　C. 误穿动脉
   D. 穿刺部位渗血

8. 锁骨下深静脉穿刺术留置深度通常为_____。
   A. 8～10 cm　　　　　B. 10～12 cm　　　　　C. 12～15 cm
   D. 15～18 cm　　　　　E. 18～20 cm

9. 关于锁骨下深静脉穿刺术注意事项，以下哪项是不正确的？
   A. 如一侧穿刺不成功，可改为对侧穿刺，禁止原部位反复穿刺，以避免误伤动脉以及血肿、气胸的发生
   B. 物品准备齐全，避免穿刺过程中来回取物
   C. 昏迷患者不宜实施操作
   D. 每次穿刺完成后，密切观察患者的呼吸及胸部变化

10. 关于锁骨下深静脉穿刺术的常见并发症及原因，以下哪项是不正确的？
   A. 穿刺时注射器回抽有气体是损伤胸膜和肺的最早证据
   B. 心律失常及心绞痛主要是因为钢丝及导管的不良刺激引起，应避免钢丝和导管植入过深
   C. 留置导管期间如局部干燥无明显渗液渗血，应避免每日换药，以免导管滑脱
   D. 凝血功能障碍者易发生穿刺点出血、血肿，切忌用穿刺粗针多个方向反复试穿

（陆军）

【答案】 1. B 2. C 3. B 4. C 5. D 6. D 7. B 8. C 9. C 10. C

中心静脉穿刺术

学习目标

- 掌握中心静脉穿刺术的适应证、禁忌证。
- 掌握中心静脉穿刺术所需物品准备。
- 掌握中心静脉穿刺术的操作流程。

授课方法

- 播放视频。
- 暂停视频，提问学员中心静脉穿刺术的适应证、禁忌证。
- 继续播放视频。
- 暂停视频，向学员展示中心静脉穿刺术的各项物品检查方法、病员准备。
- 继续播放视频。
- 暂停视频，向学员展示中心静脉穿刺术的流程。
- 继续播放视频。
- 暂停视频，讲解操作要点。
- 继续播放视频，直至结束。
- 提问中心静脉穿刺术的适应证、禁忌证，选择右侧颈内静脉的原因。
- 学员每2人配合，分组练习。
- 本部分结束，询问学员有无问题。

用物准备

序 号	物 品	数量（件）	备 注
1	中心静脉穿刺模拟人	2	每工作台1个
2	穿刺包	2	每工作台1个
3	5 mL注射器	2	每工作台1个
4	20 mL注射器	2	每工作台1个

续表

序 号	物 品	数量（件）	备 注
5	2%利多卡因注射液	2	每工作台1支
6	中心静脉导管套装	2	每工作台1个
7	肝素钠稀释液	2	每工作台1个
8	消毒用物	2	每工作台1个
9	带线缝合针	12	每工作台6个
10	贴膜	12	每工作台6个
11	无菌手套	12	每工作台6个
12	帽子	12	每工作台6个
13	口罩	12	每工作台6个

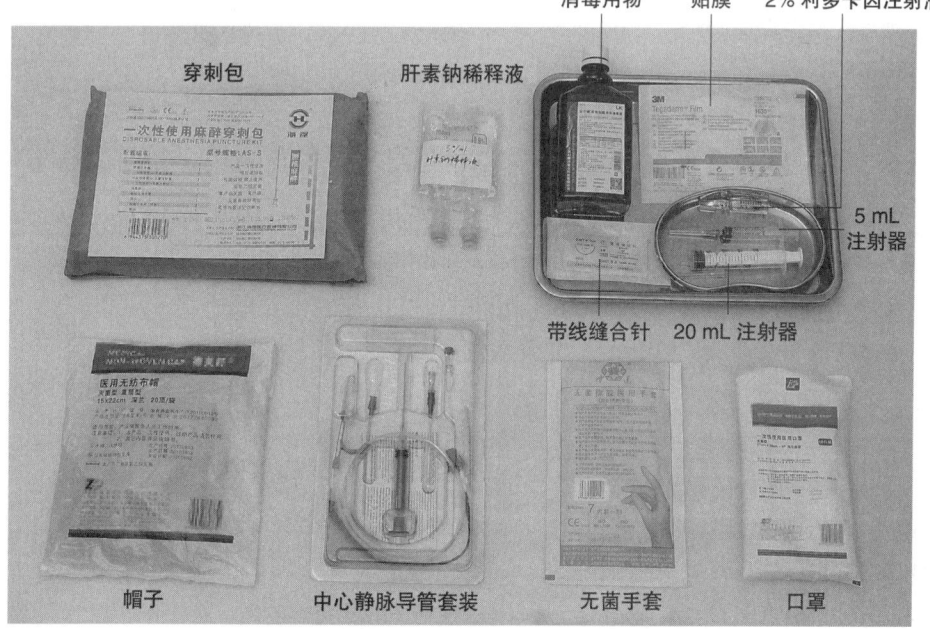

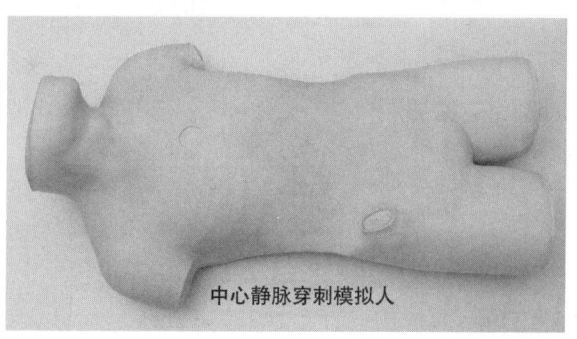

中心静脉穿刺模拟人

材料对照彩图

授课流程

时 间	大 章 节	内容（时长）	授 课 方 式
00:00～ 05:00	适应证、禁忌证	中心静脉穿刺术的适应证和禁忌证（1'10"）	视频
		讨论（03'50"）	导师主持
05:00～ 08:00	操作前准备	中心静脉穿刺术的各项物品检查方法（0'20"）	视频
		讨论（02'40"）	导师主持
08:00～ 26:00	操作过程	颈内静脉穿刺时患者体位、穿刺点选择、消毒铺巾和穿刺过程（5'50"）	视频
		讲解操作要点（05'00"）	导师讲解、示范
		股静脉穿刺时患者体位、穿刺点选择、消毒铺巾和穿刺过程（2'40"）	视频
		讲解操作要点（04'30"）	导师讲解、示范
26:00～ 30:00	并发症	并发症（30"）	视频
		提问（03'30"）	导师提问
30:00～ 60:00	练习	学员每2人分组配合练习	学员练习
60:00～		结束	

注：本部分授课时长60 min，导师与学员比例（1∶10）～（1∶8）。

课后习题

1. 以下哪项不是中心静脉置管的禁忌证？
   A. 严重的出凝血障碍
   B. 穿刺部位附近有组织感染
   C. 准备放置导管的近心端有血管损伤、栓塞等
   D. 体温升高

2. 置管后发生感染的表现不包括＿＿＿＿。
   A. 突发呼吸困难
   B. 局部红肿、疼痛
   C. 血常规示白细胞数增高
   D. 其他原因不能解释的寒战、高热

3. 股静脉穿刺置管的进针点应选择＿＿＿＿。
   A. 股动脉外侧0.5～1 cm腹股沟韧带上方2～3 cm

  B. 股动脉外侧 0.5～1 cm 腹股沟韧带下方 2～3 cm

  C. 股动脉内侧 0.5～1 cm 腹股沟韧带上方 2～3 cm

  D. 股动脉内侧 0.5～1 cm 腹股沟韧带下方 2～3 cm

4. 以下哪项是深静脉穿刺置管的适应证？
  A. 大量、快速扩容   B. 大量失血失液，休克患者
  C. 预计出血量较多的大手术患者   D. 血液透析

5. 颈内静脉穿刺置管通常选择右颈内静脉而非左侧，其原因与以下哪项无关？
  A. 右颈内静脉与无名静脉和上腔静脉几乎成一直线
  B. 右侧胸膜顶低于左侧
  C. 右侧无胸导管
  D. 右侧颈内静脉容易暴露

6. 中路法行右颈内静脉穿刺置管时，针尖通常指向_____。
  A. 右侧乳头   B. 左侧乳头
  C. 右侧胸锁关节   D. 左侧胸锁关节

7. 股静脉穿刺置管前，应了解患者相关情况，不包括_____。
  A. 有无局部皮肤感染   B. 有无出血倾向
  C. 有无结核病史   D. 有无股静脉血栓形成

8. 深静脉穿刺置管进入导丝过程中如遇阻力时，以下哪种做法是不正确的？
  A. 适当轻柔调整穿刺针的位置   B. 用力强行推进
  C. 退出导丝及穿刺针，重新穿刺   D. 必要时选择其他路径穿刺

9. 当穿刺针进入动脉时，正确处理是_____。
  A. 迅速置入导管   B. 退出穿刺针，立即重新穿刺
  C. 退出穿刺针，较长时间压迫   D. 立即静脉注射止血药

10. 若患者穿刺史发生空气栓塞，应让患者_____。
  A. 左侧卧头低位   B. 右侧卧头低位
  C. 平卧位   D. 半坐卧位

（陆慧红）

【答案】 1. D   2. A   3. D   4. ABCD   5. D   6. A   7. C   8. B   9. C   10. A

护 理

中心静脉压测定

学习目标

- 掌握中心静脉压测定的目的。
- 掌握中心静脉压测定所需物品准备。
- 掌握中心静脉压测定的操作流程。
- 熟悉中心静脉压测定的注意事项。

授课方法

- 播放视频。
- 暂停视频,提问中心静脉压测定的目的、适应证、禁忌证。
- 继续播放视频。
- 暂停视频,向学员展示中心静脉压测定的各项物品、病员准备。
- 继续播放视频。
- 暂停视频,讲解操作要点。
- 继续播放视频。
- 提问中心静脉压测定的目的、适应证、禁忌证、注意事项、正常值及临床意义。
- 每位学员练习中心静脉压测定操作。
- 本部分结束,询问学员有无问题。

用物准备

序 号	物 品	数量(件)	备 注
1	中心静脉穿刺模拟人	1	每工作台1个
2	100 mL生理盐水	1	每工作台1个
3	三通	1	每工作台数根
4	静脉输液器	2	每工作台2个
5	20 mL注射器	1	每工作台1个

续表

序 号	物 品	数量（件）	备 注
6	消毒用物	1	每工作台1个
7	尺子	1	每工作台1把
8	帽子	12	每工作台12个
9	口罩	12	每工作台12个

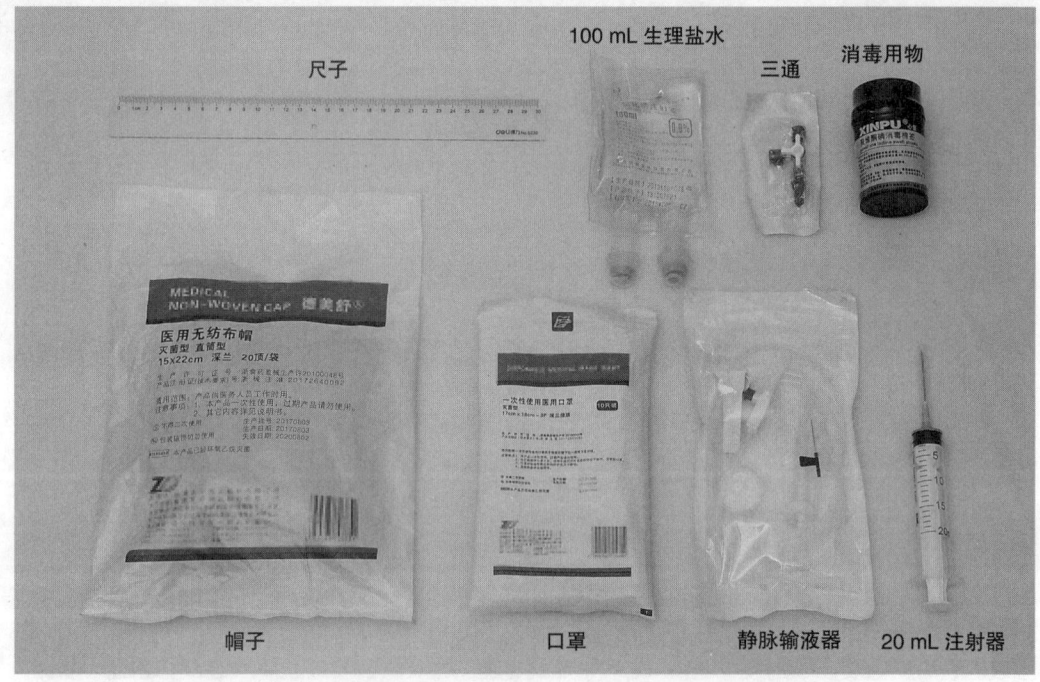

材料对照彩图

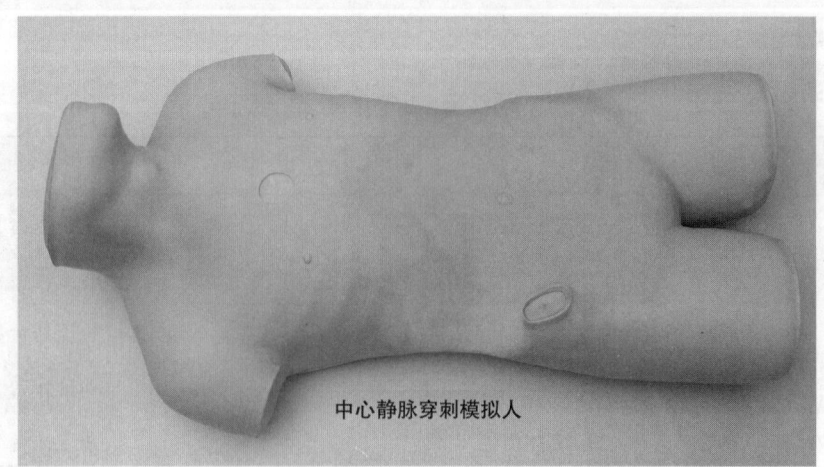

中心静脉穿刺模拟人

授课流程

时 间	大 章 节	内容（时长）	授 课 方 式
00:00～03:00	目的、适应证、禁忌证	中心静脉压测定的目的、适应证、禁忌证（01'40″）	视频
		讨论（01'20″）	导师主持
03:00～06:00	操作前准备	操作前准备（01'40″）	视频
		演示、讨论（01'20″）	导师演示、主持
06:00～12:00	操作过程	操作过程（01'55″）	视频
		讲解操作要点（04'05″）	导师讲解、示范
12:00～15:00	注意事项	注意事项（01'00″）	视频
		提问（02'00″）	导师提问
15:00～60:00	练习	每位学员练习	学员练习
60:00～		结束	

注：本部分授课时长60 min，导师与学员比例（1∶10）～（1∶8）。

课后习题

1. 测量中心静脉压的目的是_____。
   A. 检查管路通畅
   B. 判断患者血容量变化
   C. 判断患者血压变化

2. 测量中心静脉压宜选择_____。
   A. 腹股沟静脉　　B. 肘正中静脉　　C. 锁骨下静脉　　D. 颈外静脉

3. 中心静脉压的正常值是？
   A. 10～12 cmH$_2$O　　B. 3～5 cmH$_2$O　　C. 5～12 cmH$_2$O　　D. 12～15 cmH$_2$O

4. 以下哪项不是测量中心静脉压的注意事项？
   A. 测压0点与右心房中部在同一水平
   B. 测压前要保持导管通畅
   C. 测压前需明确中心静脉导管位置
   D. 如患者咳嗽，应待30 min后重新测试

5. 以下哪项不是测量中心静脉压的适应证?
   A. 需大量补液时,判断血容量的动态改变
   B. 急性循环衰竭时,评估患者心功能变化
   C. 血压正常伴少尿时借以鉴别为肾前性因素或肾性因素
   D. 手术时的常规监测

6. 患者中心静脉压低、血压正常时可能的原因是_____。
   A. 血容量相对不足   B. 心功能不全
   C. 容量血管过度收缩   D. 血容量严重不足

7. 患者中心静脉压高、血压正常的原因可能是_____。
   A. 血容量相对不足   B. 心功能不全
   C. 容量血管过度收缩   D. 血容量严重不足

8. 患者中心静脉压正常、血压低时正确的处理原则是_____。
   A. 舒张血管   B. 补液试验   C. 给予强心药   D. 适当补液

9. 患者中心静脉压高、血压低时不正确的处理原则是_____。
   A. 舒张血管   B. 充分补液   C. 给予强心药   D. 纠正酸中毒

10. 测量中心静脉压时应取何种体位_____。
    A. 半卧位   B. 平卧、双腿弯曲
    C. 平卧、双腿伸直   D. 平卧、头偏向一侧

(高彩萍)

【答案】 1. B 2. C 3. C 4. D 5. D 6. A 7. C 8. B 9. B 10. C

吸氧术

学习目标

- 掌握吸氧术的目的。
- 掌握吸氧术适应证。
- 掌握双侧鼻导管吸氧和面罩吸氧的用物准备。
- 掌握双侧鼻导管吸氧和面罩吸氧的操作流程。
- 熟悉吸氧术的注意事项。

授课方法

- 向学员讲解吸氧术的目的、适应证、注意事项。
- 播放视频。
- 暂停视频,讲解操作前的准备,包括对患者、病区的评估内容。
- 继续播放视频。
- 暂停视频,展示吸氧所需用物。
- 继续播放视频。
- 暂停视频,讲解操作要点。
- 继续播放视频,直至结束。
- 提问吸氧术的目的、适应证。强调操作过程中的要点、难点。
- 学员每2人配合,分组练习。
- 本部分结束,询问学员有无问题。

用物准备

序号	物品	数量(件)	备注
1	模拟人	2	每工作台1个
2	氧气表头	2	每工作台1个
3	氧气湿化瓶	2	每工作台1个
4	双侧鼻导管	12	每工作台6副

续表

序号	物品	数量（件）	备注
5	氧气面罩	12	每工作台6副
6	手电筒	2	每工作台1个
7	小药杯	2	每工作台1个
8	蒸馏水或当日冷开水水壶	2	每工作台1个
9	一次性换药碗	2	每工作台1个
10	棉签	2	每工作台1包
11	弯盘	2	每工作台1个
12	帽子	12	每工作台6个
13	口罩	12	每工作台6个

材料对照彩图

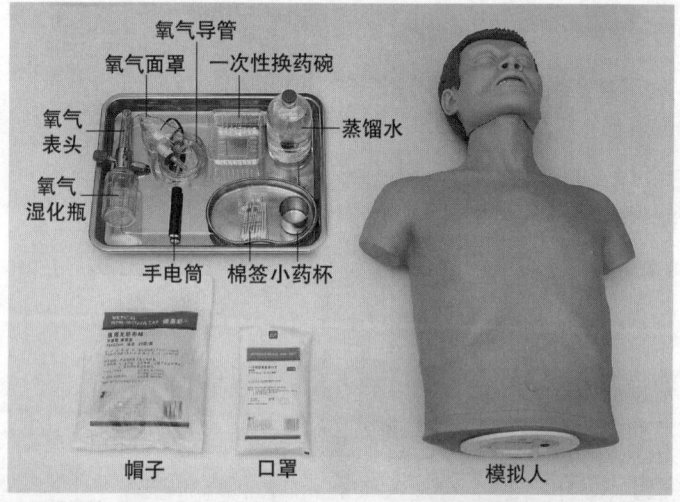

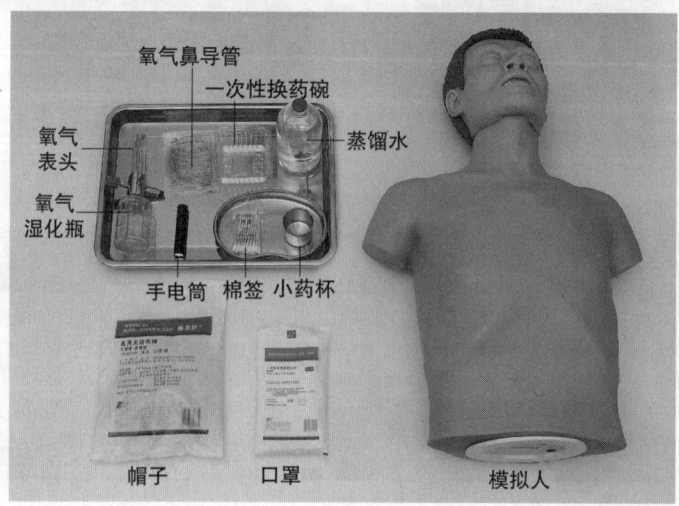

授课流程

时 间	大 章 节	内容（时长）	授 课 方 式
00:00～02:00	目的、适应证、注意事项	吸氧的目的、适应证（00'45″）	导师讲解
		讨论（01'15″）	导师主持
02:00～05:00	操作前准备	操作前准备（02'）	视频
		讨论（01'07″）	导师讲解
05:00～12:00	操作过程	操作过程（06'）	视频
		讲解操作要点（05'）	导师讲解、示范
12:00～14:00	注意事项	注意事项（30″）	视频，导师讲解
		提问（01'30″）	导师提问
14:00～60:00	练习	分两组练习	学员练习
60:00～		结束	

注：本部分授课时长60 min，导师与学员比例（1∶10）～（1∶8）。

课后习题

1. 使用氧气时，以下哪项不妥？
   A. 氧气筒放置在阴凉处
   B. 氧气筒不可用力震动
   C. 氧气开关不可涂油
   D. 吸氧过程应注意观察缺氧改善情况
   E. 筒内氧气得用尽后才充气，以免浪费

2. 当患者血气分析提示：PaO_2 37 mmHg，$PaCO_2 > 69$ mmHg，患者应采用以下哪项用氧方式？
   A. 低流量、高浓度持续给氧
   B. 低浓度、高流量持续给氧
   C. 低流量、低浓度持续给氧
   D. 低流量、低浓度间断给氧
   E. 高流量、高浓度间断给氧

3. 男性患者，50岁，因肺心病收治入院，护士巡视病房时，发现患者有明显的呼吸困难及口唇发绀，血气分析：$PaO_2 < 37$ mmHg，$PaCO_2 > 69$ mmHg，根据患者症状及血气分析，判断其缺氧程度为_____。
   A. 极轻度　　　　　　B. 轻度　　　　　　C. 中度
   D. 重度　　　　　　　E. 极重度

4. 要求吸氧浓度达到41%，其流量为_____。
   A. 3 L　　　　　　　B. 4 L　　　　　　　C. 5 L
   D. 2 L　　　　　　　E. 6 L

5. 在用氧过程中，要调节氧流量，应采取的方法是_____。
   A. 拔出导管调节流量　　B. 直接调节氧流量　　C. 分离导管调节氧流量
   D. 更换粗导管并加大氧流量　　　　　　　　E. 更换流量表

6. 患者用氧后，缺氧症状无改善、呼吸困难加重，首先应_____。
   A. 马上通知医生处理　　B. 调节氧气量，加大吸氧量
   C. 注射呼吸兴奋剂　　　D. 检查吸氧装置及患者鼻腔
   E. 气管插管给氧

7. 以下哪项不是缺氧的主要临床表现？
   A. 烦躁不安、脉搏增快　　B. 喘息、鼻翼翕动　　C. 四肢末梢发绀
   D. 血压下降　　　　　　　E. 神志不清

8. 以下哪项不是氧中毒的临床表现？
   A. 体温升高　　　　　　B. 恶心　　　　　　C. 烦躁不安
   D. 胸骨下不适　　　　　E. 呼吸增快

9. 以下哪项不是给氧的适应证？
   A. 气胸　　　　　　　　B. 肺水肿　　　　　C. 急性胃炎
   D. 安眠药中毒　　　　　E. 哮喘

10. 为达到治疗效果，吸氧的浓度应不低于_____。
    A. 35%～45%　　　　　B. 50%　　　　　　C. 20%
    D. 25%　　　　　　　　E. 60%

（沈瑶）

【答案】1. E　2. C　3. C　4. C　5. C　6. D　7. D　8. A　9. C　10. D

吸痰术

学习目标

- 掌握经口、鼻吸痰的目的。
- 掌握经口、鼻吸痰所需物品准备。
- 掌握经口、鼻吸痰的操作流程。
- 熟悉经口、鼻吸痰操作的注意事项。
- 了解经高级气道吸痰操作流程及注意事项。

授课方法

- 播放视频。
- 暂停视频,提问学员经口、鼻吸痰的目的、适应证、禁忌证。
- 继续播放视频。
- 暂停视频,向学员展示经口、鼻吸痰各项物品检查方法、病员准备。
- 继续播放视频。
- 暂停视频,向学员示范戴无菌手套、连接吸痰管方法。
- 继续播放视频。
- 暂停视频,讲解操作要点。
- 继续播放视频。
- 提问口、鼻吸痰的目的、适应证、禁忌证、注意事项、吸痰使用的负压值、吸痰过程中要注意观察的内容。
- 继续播放视频,观看经高级气道吸痰操作过程,直至结束。
- 每位学员练习经口、鼻吸痰操作。
- 本部分结束,询问学员有无问题。

用物准备

序号	物品	数量(件)	备注
1	吸痰模拟人	1	每工作台1个
2	一次性吸痰管	12	每工作台12根

续表

序 号	物 品	数量（件）	备 注
3	一次性换药碗	2	每工作台2个
4	生理盐水	1	每工作台1瓶
5	无菌纱布	2	每工作台2块
6	治疗巾	1	每工作台1个
7	手电筒	1	每工作台1个
8	压舌板	1	每工作台1个
9	电动吸引器	1	每工作台1个
10	无菌手套	12	每工作台12副
11	帽子	12	每工作台12个
12	口罩	12	每工作台12个

材料对照彩图

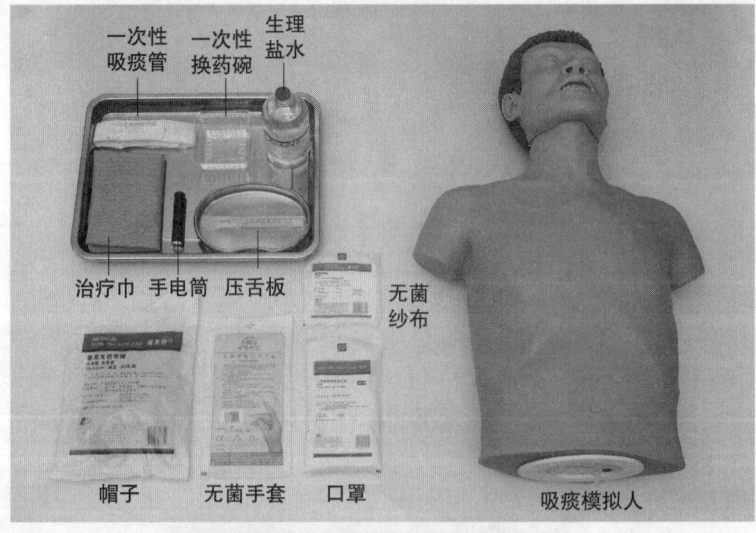

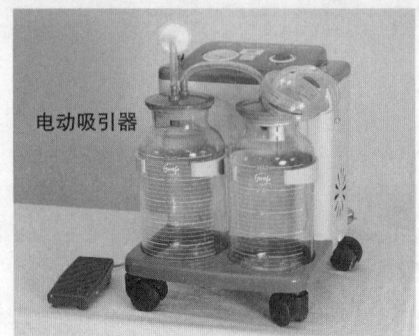

授课流程

时　间	大　章　节	内容（时长）	授　课　方　式
00:00～ 02:00	目的、适应证、禁忌证	经口、鼻吸痰的目的、适应证、禁忌证（00′55″）	视频
		讨论（01′05″）	导师主持
02:00～ 07:00	操作前准备	操作前准备（03′15″）	视频
		演示、讨论（01′45″）	导师主持
07:00～ 17:00	操作过程	戴无菌手套、连接吸痰管（00′45″）	视频
		示范戴无菌手套、连接吸痰管（01′00″）	导师示范
		操作过程（02′23″）	视频
		讲解操作要点（05′00″）	导师讲解、示范
17:00～ 19:00	注意事项	注意事项（45″）	视频
		提问（01′15″）	导师提问
19:00～ 27:00	操作过程	经高级气道吸痰（08′00″）	视频
27:00～ 60:00	练习	每位学员练习	学员练习
60:00～		结束	

注：本部分授课时长60 min，导师与学员比例（1：10）～（1：8）。

课后习题

1. 成人吸痰时使用的负压值是_____。
   A. 40～50.3 kPa　　　　　　　　B. 40～50.3 MPa
   C. 0.4～0.503 MPa　　　　　　　D. 40～50.3 Pa

2. 以下哪项不是吸痰中要观察的内容？
   A. 患者面色　　　　　　　　　　B. 吸引的负压值
   C. 痰液色、质、量　　　　　　　D. 患者生命体征

3. 以下哪项是吸痰操作中不正确的做法？
   A. 吸痰动作轻柔　　　　　　　　B. 注意无菌操作
   C. 吸痰时间小于5 s　　　　　　 D. 吸痰前取下患者义齿

吸痰术

4. 吸痰的主要目的是_____。
   A. 观察患者呛咳反应　　　　　　B. 刺激患者咳痰
   C. 保持呼吸道通畅　　　　　　　D. 留取标本

5. 以下哪项不是吸痰操作的禁忌证？
   A. 肺部活动性出血　　　　　　　B. 呼吸道梗阻
   C. 气管内注射肺表面活性物质后半小时内

6. 以下哪项不是吸痰操作的适应证？
   A. 患者无力咳痰　　　　　　　　B. 气道分泌物黏稠无法排出
   C. 新生儿羊水吸入　　　　　　　D. 肺部活动性出血

7. 吸痰中如患者发生发绀、心率下降等缺氧症状时，应_____。
   A. 继续吸痰　　　　　　　　　　B. 停止吸痰，待症状缓解后再吸
   C. 立即组织抢救　　　　　　　　D. 行气管插管

8. 以下哪项不是吸痰操作的注意事项？
   A. 严格执行无菌操作
   B. 每次吸痰时间不超过 15 s
   C. 口腔置入吸痰管时无须反折吸痰管
   D. 小儿吸痰时，负压值 < 40.0 kPa

9. 小儿吸痰时使用的负压值是_____。
   A. < 40.0 kPa　　　　　　　　　B. 40 ~ 50.3 kPa
   C. < 40.0 MPa　　　　　　　　　D. 40 ~ 50.3 MPa

10. 以下哪项不是吸痰前的准备工作？
    A. 调节合适的负压值　　　　　　B. 患者取合适体位，头正中位
    C. 取下患者义齿　　　　　　　　D. 手电筒检查患者口鼻腔

（高彩萍）

【答案】 1. A　2. B　3. C　4. C　5. B　6. D　7. B　8. C　9. A　10. B

动脉穿刺术

学习目标

- 掌握动脉穿刺术的目的。
- 掌握动脉穿刺术所需物品准备。
- 掌握动脉穿刺术的流程。
- 熟悉动脉穿刺术的注意事项。

授课方法

- 内容讲解。
- 播放视频。
- 暂停视频,向学员们提问动脉穿刺术的操作要点、目的及适应证,展示并讲解所需的各项物品及使用方法。
- 继续播放视频直至结束。
- 暂停视频,向学员们演示消毒及动脉穿刺术的过程,提问相关注意事项。
- 学员每人练习操作。
- 本部分结束,询问学员有无问题。

用物准备

序 号	物 品	数量(件)	备 注
1	动脉穿刺模拟手臂	1	每工作台1个
2	注射盘	1	每工作台1个
3	动脉采血针	若干	每工作台1个
4	输液贴	若干	每位学员1个
5	无菌干棉球罐(内含干棉球若干)	1	每工作台1个
6	消毒用物	1	每工作台1个

续表

序 号	物 品	数量（件）	备 注
7	棉签	若干	每位学员5根
8	弯盘	1个	每工作台1个
9	口罩	若干	每位学员1个
10	帽子	若干	每位学员1个
11	止血带	1	每工作台1个

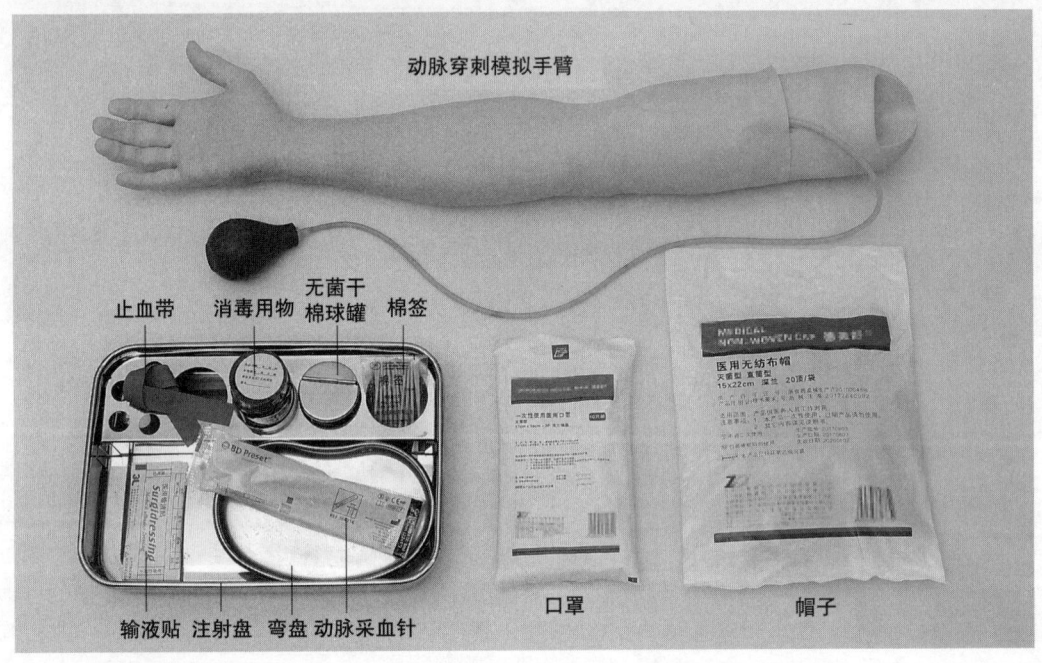

材料对照彩图

授课流程

时 间	大章节	内容（时长）	授课方式
00:00～03:00	目的、适应证、注意事项	动脉穿刺术的目的、适应证、注意事项（02'00"）	导师讲解
		讨论（01'00"）	导师主持

续表

时 间	大章节	内容（时长）	授课方式
03:00～ 07:00	操作前准备	体位要求、用物准备（01′40″）	视频
		讨论（02′20″）	导师主持
07:00～ 14:00	操作过程	核对患者身份、穿刺部位及操作者手指消毒（02′00″）	视频
		操作过程（01′16″）	视频
		讲解操作要点（03′44″）	导师讲解、示范
14:00～ 17:00	注意事项	注意事项（02′00″）	视频、导师讲解
		提问（01′00″）	导师提问
17:00～ 60:00	练习	每人单独练习	学员练习
60:00～		结束	

注：本部分授课时长60 min，导师与学员比例（1∶10）～（1∶8）。

课后习题

1. 动脉血气的适应证是_____。
    A. 电解质监测   B. 酸碱平衡监测
    C. 肝肾功能监测   D. 肿瘤指标监测

2. 常用的动脉穿刺部位是_____。
    A. 肱动脉   B. 足背动脉
    C. 桡动脉、股动脉   D. 腘动脉

3. 如动脉血气标本内混有气泡，造成最明显的改变是_____。
    A. 氧分压升高   B. 二氧化碳分压升高
    C. PH降低   D. BE降低

4. Allen试验主要是用于检查_____。
    A. 手掌的神经支配特点
    B. 桡动脉和尺动脉之间的侧支循环是否良好
    C. 是否存在桡动脉畸形
    D. 是否存尺动脉畸形

5. 根据股三角的解剖特点，由外向内，正确的排序为_____。
   A. 股静脉、股动脉、骨神经
   B. 股动脉、股静脉、骨神经
   C. 股神经、股静脉、股动脉
   D. 股神经、股动脉、股静脉

6. 动脉穿刺术最常见的并发症是_____。
   A. 穿刺部位出血　　B. 血栓形成　　C. 感染　　D. 手掌缺血

7. 以下关于动脉血气分析检查的要求，不正确的是_____。
   A. 标本内不能混有气泡
   B. 患者必须在停止吸氧后采集标本
   C. 标本必须充分混匀
   D. 需在 30 min 内送检

8. 桡动脉穿刺的部位及要求_____。
   A. 掌横纹上 1～2 cm 尺侧
   B. 掌横纹上 1～2 cm 桡侧
   C. 掌横纹上 1～2 cm 尺侧、手掌背伸
   D. 掌横纹上 1～2 cm 桡侧、手掌背伸

9. 动脉穿刺术的绝对禁忌证是_____。
   A. 穿刺部位感染
   B. 有明显出血倾向
   C. 穿刺肢体输液
   D. 患者意识不清

10. 股动脉穿刺时多采用的进针方式为_____。
    A. 30°进针
    B. 45°进针
    C. 垂直进针
    D. 15°进针

（孙克萍）

【答案】 1. B　2. C　3. A　4. B　5. D　6. A　7. B　8. D　9. A　10. C

穿脱隔离衣

学习目标

- 掌握穿脱隔离衣的目的。
- 掌握穿脱隔离衣的物品准备。
- 掌握穿脱隔离衣的操作流程。
- 熟悉穿脱隔离衣的注意事项。

授课方法

- 播放视频。
- 暂停视频,提问学员穿脱隔离衣的目的、适应证、注意事项。
- 继续播放视频。
- 暂停视频,向学员展示穿脱隔离衣的各项物品准备及检查方法、自身准备。
- 继续播放视频。
- 暂停视频,向学员讲解穿隔离的操作要点。
- 继续播放视频。
- 暂停视频,向学员讲解脱隔离衣及手消毒的操作要点。
- 继续播放视频,直至视频结束。
- 提问穿、脱隔离衣的目的、适应证及注意事项。
- 学员每2人一组,分组练习。
- 本部分结束,询问学员有无问题。

用物准备

序 号	物 品	数量(件)	备 注
1	隔离衣	2	每挂钩上1件
2	衣架	1	每组1个
3	皂液	1	每洗手池1个
4	无菌洗手刷	2	每组2个

续表

序 号	物 品	数量（件）	备 注
5	无菌干手巾	10	每组2块
6	帽子	10	每人一个
7	口罩	10	每人一个

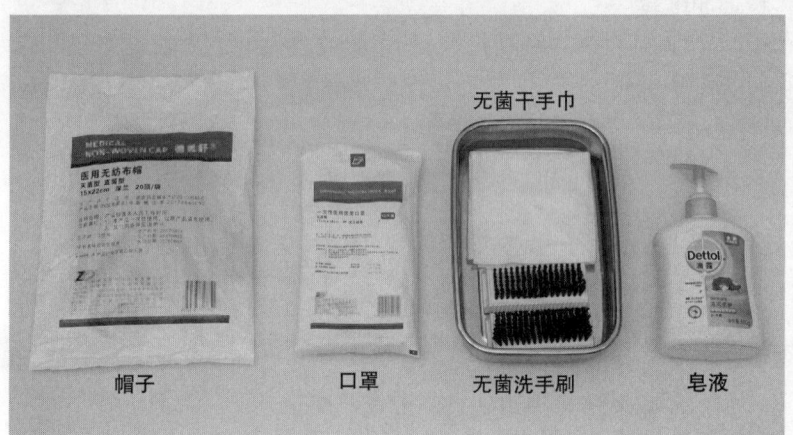
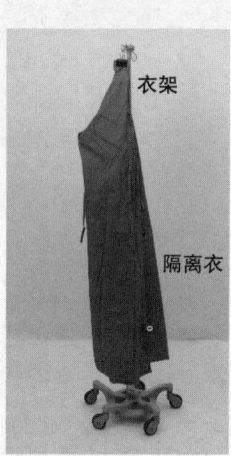

材料对照彩图

授课流程

时 间	大章节	内容（时长）	授课方式
00:00～01:30	目的、适应证、注意事项	穿脱隔离衣的目的、适应证、注意事项（00′25″）	视频
		讨论（01′05″）	导师主持
01:30～04:00	操作前准备	操作前准备（00′57″）	视频
		讨论（01′33″）	导师主持
04:00～15:00	操作过程	穿隔离衣（1′35″）	视频
		讲解穿隔离衣要点（00′30″）	导师讲解
		脱隔离衣及手消毒（03′54″）	视频
		讲解示范操作要点（05′00″）	导师讲解、示范
15:00～18:00	注意事项	注意事项（55″）	视频
		提问（02′05″）	导师提问

续表

时间	大章节	内容（时长）	授课方式
18：00～60：00	练习	分两组练习	学员练习
60：00～	结束		

注：本部分授课时长60 min，导师与学员比例1：10。

课后习题

1. 隔离衣的更换周期为_____。
   A. 每小时　　　　　B. 每天　　　　　C. 每月　　　　　D. 每周

2. 穿隔离衣的目的是_____。
   A. 保护工作人员和患者　　　　　B. 防止病原微生物播散
   C. 避免交叉感染　　　　　D. 以上都是

3. 穿隔离衣时要避免污染的部位是_____。
   A. 腰带　　　　　B. 衣领　　　　　C. 胸前　　　　　D. 袖口

4. 脱下的隔离衣如何挂在半污染区？
   A. 清洁面向外　　　B. 污染面向外　　　C. 随意挂放　　　D. 以上都不对

5. 以下哪项是穿隔离衣的适应证？
   A. 接触感染性疾病患者，如传染病患者、多重耐药菌感染患者等
   B. 在进行诊疗、护理操作时，可能受到患者血液、体液、分泌物、排泄物污染
   C. 对患者实行保护性隔离，如大面积烧伤患者、骨髓移植患者等
   D. 以上都是

6. 消毒双手的刷手步骤为_____。
   A. 前臂、腕部、手背、手掌、手指、指缝、指尖
   B. 前臂、腕部、手掌、手背、手指、指缝、指尖
   C. 指尖、指缝、手指、手背、手掌、腕部、前臂
   D. 指尖、指缝、手指、腕部、前臂、手掌、手背

7. 刷手时间共需_____。
   A. 30 s　　　　　B. 1 min　　　　　C. 2 min　　　　　D. 3 min

8. 消毒双手冲洗时，应注意_____。
   A. 腕部应低于肘部
   B. 双手高于肘部
   C. 肘部位于最低点
   D. 手指位于最高点

9. 穿好隔离衣后双臂保持什么位置？
   A. 腰以下
   B. 腰以上
   C. 随意放置
   D. 以上都不对

10. 关于穿脱隔离衣注意事项，以下哪项是不正确的？
    A. 隔离衣无潮湿无污染，长短要合适，须全部遮盖工作服
    B. 消毒手时不能沾湿隔离衣，隔离衣也不可触及其他物品
    C. 穿、脱隔离衣过程中避免污染衣领和清洁面，始终保持衣领的清洁
    D. 隔离衣每日更换，如有潮湿或污染，不用立即更换，可晾干后继续使用

（童雯雯）

【答案】 1. B 2. D 3. B 4. A 5. D 6. A 7. C 8. A 9. B 10. D

男性导尿

学习目标

- 掌握男性导尿的目的。
- 掌握男性导尿所需物品准备。
- 掌握男性导尿的操作流程。
- 熟悉男性导尿的注意事项。

授课方法

- 播放视频。
- 暂停视频,提问学员男性导尿的目的、适应证、注意事项。
- 继续播放视频。
- 暂停视频,向学员展示男性导尿的各项物品检查方法、病员准备。
- 继续播放视频。
- 暂停视频,向学员展示消毒顺序。
- 继续播放视频。
- 暂停视频,讲解操作要点。
- 继续播放视频,直至结束。
- 提问男性导尿术中阴茎角度、狭窄及放尿注意事项。
- 学员每2人配合,分组练习。
- 本部分结束,询问学员有无问题。

用物准备

序号	物品	数量(件)	备注
1	男性导尿模型	2	每工作台1个
2	一次性导尿包	4	每工作台2个
3	一次性中单	12	每工作台6个
4	帽子	12	每工作台6个
5	口罩	12	每工作台6个

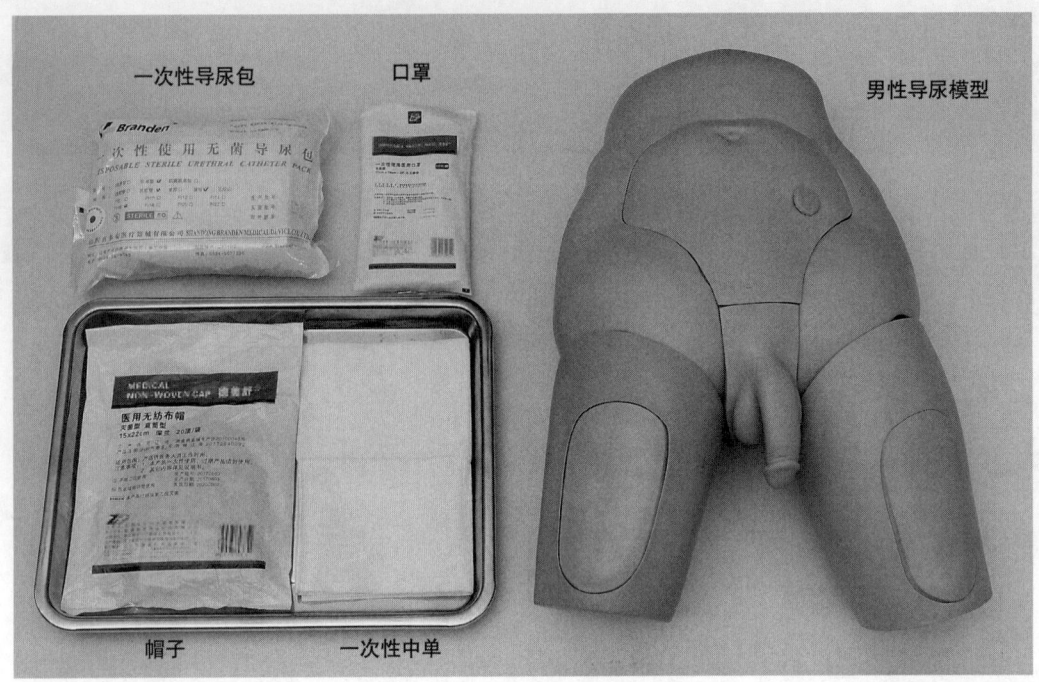

授课流程

时　间	大章节	内容（时长）	授课方式
00:00～02:00	目的、适应证、注意事项	男性导尿的目的、适应证、注意事项（00'45″）	视频
		讨论（01'15″）	导师主持
02:00～05:00	操作前准备	操作前准备（01'53″）	视频
		讨论（01'07″）	导师主持
05:00～12:00	操作过程	消毒顺序（00'30″）	视频
		操作过程（01'52″）	视频
		讲解操作要点（05'00″）	导师讲解、示范
12:00～14:00	注意事项	阴茎角度、狭窄及放尿注意事项（30″）	视频
		提问（01'30″）	导师提问
14:00～60:00	练习	分两组练习	学员练习
60:00～		结束	

注：本部分授课时长60 min，导师与学员比例（1∶10）～（1∶8）。

课后习题

1. foley氏导尿管见尿后_____。
   A. 再进5～7 cm   B. 直接气囊固定   C. 再进1～2 cm   D. 再进3～4 cm

2. 以下哪项不是导尿适应证?
   A. 尿潴留   B. 留取中段尿   C. 尿路感染   D. 测定残余尿

3. 导尿时提起阴茎是为了克服_____。
   A. 耻骨前弯   B. 耻骨下弯曲   C. 尿道膜部   D. 尿道前列腺部

4. 男性尿道包括_____个生理弯曲。
   A. 1   B. 3   C. 4   D. 2

5. 男性尿道包括_____个生理狭窄。
   A. 2   B. 3   C. 4   D. 5

6. 留置导尿后一般1次引流尿液_____需夹管。
   A. 500 mL   B. 1 000 mL   C. 1 500 mL   D. 2 000 mL

7. 尿道外口消毒方向_____。
   A. 由左向右   B. 由右向左
   C. 由尿道外口向后螺旋形   D. 由外而内

8. 以下哪项不是导尿禁忌证?
   A. 急性下尿路感染   B. 急性尿潴留   C. 急性前列腺炎   D. 急性附睾炎

9. 导尿后PSA水平_____。
   A. 升高   B. 不变   C. 下降   D. 不一定

10. 导尿管留置过程中阻力明显增大,导尿管置入困难时,以下哪项是不正确的?
    A. 更换较细导管   B. 膀胱穿刺造瘘
    C. 有尿道狭窄可先行尿道扩张   D. 涂抹润滑油后暴力硬插

(温晓飞)

【答案】1. A   2. C   3. A   4. D   5. B   6. B   7. C   8. B   9. A   10. D

女性导尿

学习目标

- 掌握女性导尿目的。
- 掌握女性导尿所需物品准备。
- 掌握女性导尿的操作流程。
- 熟悉女性导尿注意事项、禁忌证、并发症。

授课方法

- 播放视频。
- 暂停视频,提问学员女性导尿的目的、适应证、注意事项。
- 继续播放视频。
- 暂停视频,向学员展示女性导尿的各项准备、病员准备。
- 继续播放视频。
- 暂停视频,向学员展示前后两次消毒外阴的不同处。
- 继续播放视频。
- 暂停视频,讲解操作要点。
- 继续播放视频,直至结束。
- 提问导尿目的、适应证、禁忌证,以及并发症的预防。
- 学员每2人配合,分组练习。
- 本部分结束,询问学员有无问题。

用物准备

序　号	物　品	数量(件)	备　注
1	一次性导尿包	1	每工作台1个
2	女性导尿模型	1	每工作台1个
3	一次性中单	1	每工作台1个

续表

序 号	物 品	数量（件）	备 注
4	帽子	12	每工作台6个
5	口罩	12	每工作台6个

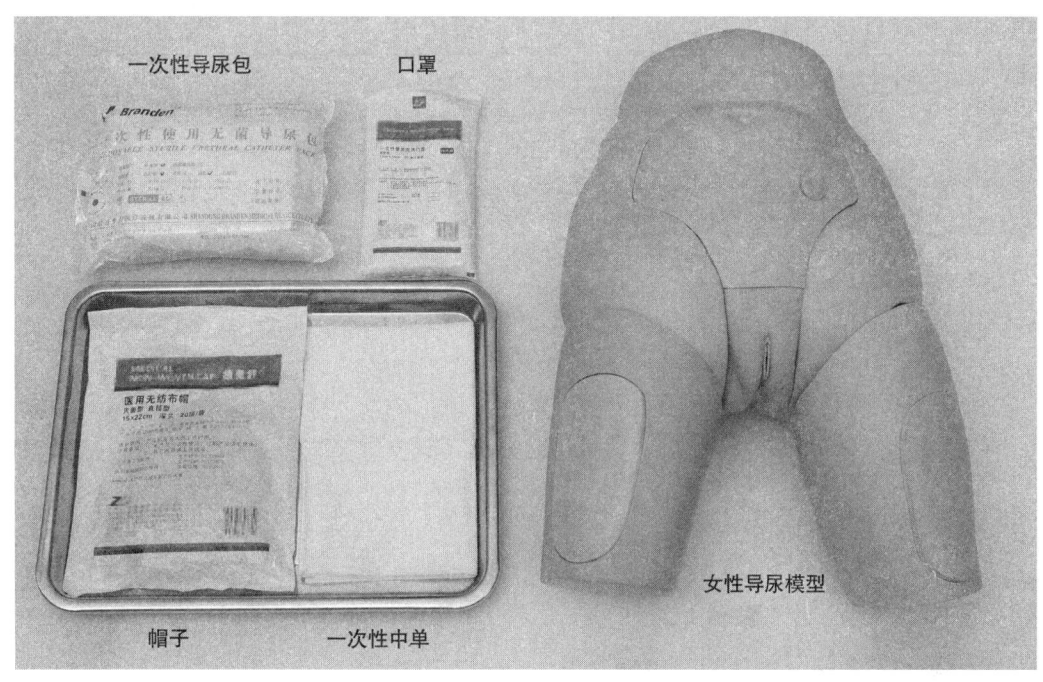

材料对照彩图

授课流程

时 间	大章节	内容（时长）	授课方式
00:00～02:00	目的、适应证、注意事项	女性导尿的目的、适应证、注意事项（00'45″）	视频
		讨论（01'15″）	导师主持
02:00～05:00	操作前准备	操作前准备（01'53″）	视频
		讨论（01'07″）	导师主持
05:00～12:00	操作过程	第一次消毒外阴顺序（00'30″）	视频
		操作过程（01'52″）	视频
		两次消毒外阴的不同处讲解操作要点（05'00″）	导师讲解、示范

女性导尿

续表

时　间	大章节	内容（时长）	授课方式
12∶00～ 14∶00	注意事项	注意事项（30″） 提问（01′30″）	视频 导师提问
14∶00～ 60∶00	练习	分两组练习	学员练习
60∶00～		结束	

注：本部分授课时长60 min，导师与学员比例（1∶8）～（1∶6）。

课后习题

1. 女性导尿，第一次消毒外阴时需要_____碘伏棉球。
   A. 3只　　　　　B. 5只　　　　　C. 7只　　　　　D. 9只

2. 女性导尿，第二次消毒外阴时需要_____碘伏棉球。
   A. 2只　　　　　B. 4只　　　　　C. 6只　　　　　D. 8只

3. 第一次消毒外阴的原则是_____。
   A. 由内向外
   B. 由外向内
   C. 由内向外，自上而下
   D. 由外向内，自上而下

4. 第二次消毒外阴的原则是_____。
   A. 由内向外，自上而下
   B. 由外向内，自上而下
   C. 以上都不对

5. 使用双腔导尿管给患者导尿，球囊内注入_____，以固定导尿管。
   A. 生理盐水　　　B. 空气　　　　C. 都可以

6. 使用双腔导尿管给患者导尿，球囊内注入_____mL，以固定导尿管。
   A. 5～10 mL　　B. 10～15 mL　　C. 15～20 mL　　D. 20～25 mL

7. 女性患者导尿，第一次消毒外阴时，需消毒肛门_____次。
   A. 0　　　　　　B. 1　　　　　　C. 2　　　　　　D. 3

8. 女性患者导尿，第二次消毒外阴时，需消毒肛门_____次。
   A. 0　　　　　　B. 1　　　　　　C. 2　　　　　　D. 3

9. 女性患者导尿，第二次消毒外阴时，需消毒尿道口_____次。
   A. 0   B. 1   C. 2   D. 3

10. 女性患者导尿，见到尿液后，再插入导尿管_____cm。
    A. 1～3   B. 4～6   C. 7～10   D. 11～13

（叶彤）

【答案】1. C 2. B 3. D 4. A 5. A 6. C 7. B 8. A 9. C 10. C

静脉输液

学习目标

- 掌握静脉输液的目的。
- 掌握静脉输液所需物品准备。
- 掌握静脉输液的操作流程。
- 熟悉静脉输液的注意事项。

授课方法

- 播放视频。
- 暂停视频,提问学员静脉输液的目的。
- 继续播放视频。
- 暂停视频,向学员展示静脉输液的各项物品检查方法、病员如何评估。
- 继续播放视频。
- 暂停视频,向学员展示进针角度和手法。
- 继续播放视频。
- 暂停视频,讲解操作要点。
- 继续播放视频,直至结束。
- 提问静脉输液的目的、注意事项、补液外渗观察。
- 学员每2人配合,分组练习。
- 本部分结束,询问学员有无问题。

用物准备

序 号	物 品	数量(件)	备 注
1	静脉输液模拟手臂	2	每工作台1个
2	生理盐水	2	每工作台1袋(瓶)
3	注射器	12	每工作台6个

续表

序号	物品	数量（件）	备注
4	注射液	12	每工作台6瓶
5	输液器	12	每工作台6个
6	注射盘	2	每工作台1个
7	弯盘	2	每工作台1个
8	消毒用物	2	每工作台1瓶
9	输液贴	2	每工作台1袋
10	静脉输液针	2	每工作台1个
11	止血带	2	每工作台1个
12	胶布	2	每工作台1个
13	棉签	2	每工作台1袋
14	输液架	2	每工作台1个
15	口罩	若干	每学员1个
16	帽子	若干	每学员1个

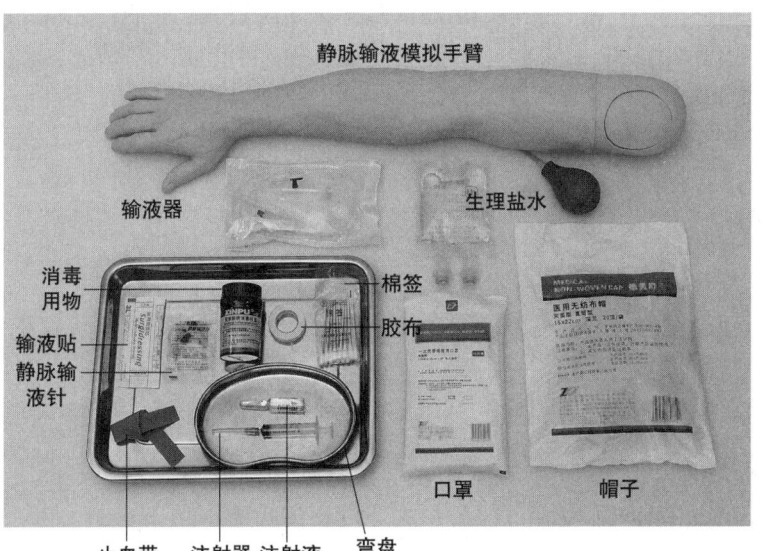
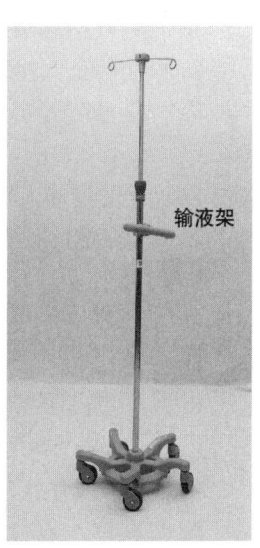

材料对照彩图

授课流程

时 间	大 章 节	内 容（时长）	授 课 方 式
00:00～02:00	目的、适应证、注意事项	静脉输液的目的、适应证、注意事项（00′40″）	视频
		讨论（01′20″）	导师主持
02:00～05:00	操作前准备	操作前准备评估病员（01′50″）	视频
		讨论（01′10″）	导师主持
05:00～17:30	操作过程	操作过程（12′30″）	视频
		讲解操作要点（05′00″）	导师讲解、示范
17:30～19:30	注意事项	注意事项（30″）	视频
		提问（01′30″）	导师提问
19:30～60:00	练习	分两组练习	学员练习
60:00～		结束	

注：本部分授课时长 60 min，导师与学员比例（1∶10）～（1∶8）。

课后习题

1. 静脉输液时输液管内空气未排尽，最可能发生的危险是_____。
   A. 脑空气栓塞引起昏迷　　　　　　B. 冠状血管空气栓塞引起心肌坏死
   C. 肺动脉空气栓塞引起严重缺氧或死亡　　D. 左心房空气栓塞引起心律不齐
   E. 右心房空气栓塞引起心室早搏

2. 输液速度过快，短时间内输入过多液体可能引起的症状是_____。
   A. 突然胸闷、呼吸困难、咳粉红色泡沫痰
   B. 频繁早搏
   C. 穿刺部位红肿热痛、条索状红线
   D. 心绞痛
   E. 血红蛋白尿

3. 静脉输液发生空气栓塞时，应立即让患者采取的体位是_____。
   A. 直立位　　　　B. 垂头仰卧位　　　C. 左侧卧位及头低足高位
   D. 右侧卧位　　　E. 半坐卧位

4. 2 000 mL液体要求10 h内匀速输完，滴速应该是_____。
   A. 30滴/min   B. 40滴/min   C. 50滴/min   D. 55滴/min
   E. 60滴/min

5. 静脉输液发生空气栓塞而导致患者死亡，其原因是空气阻塞了_____。
   A. 上腔静脉入口   B. 下腔静脉入口   C. 肺静脉入口   D. 肺动脉入口
   E. 主动脉入口

6. 输入以下哪种溶液时速度宜慢？
   A. 甘露醇   B. 升压药   C. 5%葡萄糖溶液   D. 抗生素
   E. 生理盐水

7. 从静脉注射部位沿静脉走向出现条索状红线、肿痛等症状时宜_____。
   A. 适当活动患肢
   B. 降低患肢并用50%硫酸镁湿敷
   C. 抬高患肢并用50%硫酸镁湿敷
   D. 生理盐水热敷
   E. 70%酒精湿热敷

8. 在为患者输液时发现液体滴注不畅，寻其原因为静脉痉挛导致，护士应采取的措施是_____。
   A. 减小滴液速度
   B. 加压输液
   C. 局部热敷
   D. 适当更换肢体位置
   E. 降低输液瓶位置

9. 以下哪些药物长期应用可引起硫氰化物中毒？
   A. 利血平   B. 硝普钠   C. 硝酸甘油   D. 利多卡因
   E. 苯妥英钠

10. 以下哪种药物静滴时溢出血管外不易引起皮下组织坏死？
    A. 多巴胺   B. 盖诺   C. 去甲肾上腺素   D. 甘露醇
    E. 利多卡因

（陈爱娜）

【答案】1. C 2. A 3. C 4. C 5. D 6. B 7. C 8. C 9. B 10. E

静脉采血

学习目标

- 掌握静脉采血的目的。
- 掌握静脉采血所需物品准备。
- 掌握静脉采血的操作流程。
- 熟悉静脉采血的注意事项。

授课方法

- 播放视频。
- 暂停视频,提问学员静脉采血的目的、适应证、注意事项。
- 继续播放视频。
- 暂停视频,向学员展示静脉采血的用物准备、病员准备。
- 继续播放视频。
- 暂停视频,向学员展示静脉采血的采血手法。
- 继续播放视频。
- 暂停视频,讲解操作要点。
- 继续播放视频,直至结束。
- 提问静脉采血的目的、注意事项、操作要点、并发症及处理。
- 学员每2人配合,分组练习。
- 本部分结束,询问学员有无问题。

用物准备

序 号	物 品	数量(件)	备 注
1	静脉采血模拟手臂	2	每工作台1个
2	注射盘	2	每工作台1个
3	消毒用物	2	每工作台1个
4	棉签	2	每工作台1包

续表

序号	物品	数量（件）	备注
5	止血带	2	每工作台1根
6	输液贴	2	每工作台1包
7	采血针	2	每工作台1个
8	真空采血管	4	每工作台2根
9	帽子	12	每工作台6个
10	口罩	12	每工作台6个
11	弯盘	2	每工作台1个

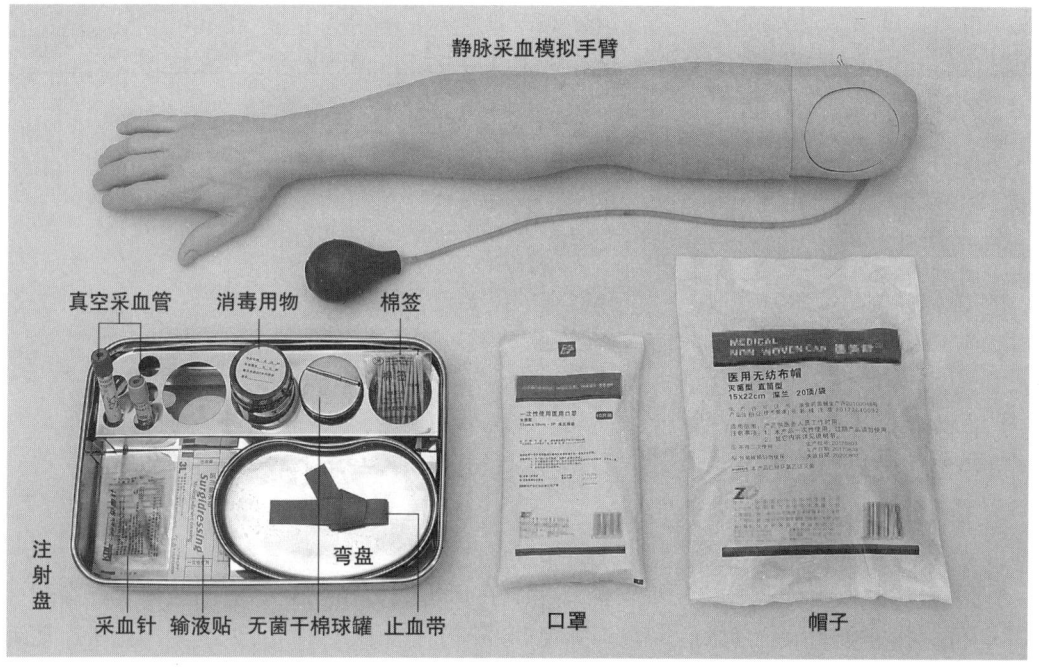

材料对照彩图

授课流程

时间	大章节	内容（时长）	授课方式
00:00～05:00	目的、适应证、注意事项	静脉采血的目的、适应证、注意事项（00'45"）	视频
		讨论（01'30"）	导师主持
05:00～10:00	操作前准备	操作前准备（01'50"）	视频
		讨论（01'00"）	导师主持

静脉采血

续表

时间	大章节	内容（时长）	授课方式
10:00~20:00	操作过程	示范扎止血带的手法（00'15″）	视频
		示范皮肤消毒和采血手法（00'30″）	导师示范
		操作过程（02'25″）	视频
		讲解操作要点（05'00″）	导师讲解、示范
20:00~30:00	注意事项	注意事项（01'30″）	视频
		提问（01'30″）	导师提问
30:00~60:00	练习	分两组练习	学员练习
60:00~		结束	

注：本部分授课时长60 min，导师与学员比例（1:10）~（1:8）。

课后习题

1. 静脉穿刺是实验室获取_____样本的主要技术和方法。
   A. 体液　　　　B. 血液　　　　C. 脑脊液　　　　D. 尿液

2. 对使用过的医疗用品严格按_____规定处理。
   A.《医疗机构执业许可证》　　　　B.《消毒产品生产企业卫生规范》
   C.《预防性健康检查管理办法》　　D.《医疗废弃物管理办法》

3. 采血对象取坐位或卧位，手臂伸直平放在床边或台面，腕下垫枕上，暴露穿刺部位，找好合适采血静脉后，在静脉穿刺部位上方_____cm处扎紧压脉带，捆绑时间不超过1 min。
   A. 5~6　　　　B. 6~10　　　　C. 1~2　　　　D. 4~7

4. 采血对象取坐位或卧位，手臂伸直平放在床边或台面，腕下垫枕上，暴露穿刺部位，找好合适采血静脉后，在静脉穿刺部位上方6~10 cm处扎紧压脉带，捆绑时间不超过_____min。
   A. 1　　　　B. 2　　　　C. 3　　　　D. 4

5. 采样完后，应该在多长时间内将样品送达实验室？
   A. 最长　　　　B. 最短　　　　C. 30 min后　　　　D. 1 h后

6. 以穿刺点为圆心，用复合碘伏棉签由内向外螺旋形涂抹_____以上穿刺部位，消毒过的地方不能重复涂抹，在涂抹的过程中棉签必须也要同时旋转。如果手臂皮肤不足够干净的则需要重新擦拭。
   A. 2 cm   B. 3 cm   C. 4 cm   D. 5 cm

7. 使针与皮肤成_____，在静脉上或旁侧刺入皮下，再沿静脉走向潜行刺入静脉，待回血后，将针头顺势探入少许固定不动，以免采血针头滑出，但不可用力深刺，以免造成血肿。
   A. 15～30°   B. 15～20°   C. 20～30°   D. 30～40°

8. 抽血至所需量，放松压脉带，用无菌棉签压住进针处拔针，将采样对象前臂屈曲压迫_____。
   A. 1～2 min   B. 2～4 min   C. 3～5 min   D. 4～10 min

9. 采血前消除采样对象不必要的疑虑和恐惧心理，做好晕血晕针者的_____。
   A. 思想工作   B. 准备工作   C. 心理护理   D. 身体护理

10. 采血后发生晕厥或眩晕，可让其_____休息片刻，即可恢复，必要时针刺或拇指掐人中及合谷等穴位；若因低血糖诱发眩晕，可立即静注葡萄糖或口服糖水，如有其他情况，应立即找医生共同处理。
    A. 坐位   B. 斜卧   C. 平卧   D. 站立

（沈莉敏）

【答案】1. B 2. D 3. B 4. A 5. B 6. D 7. A 8. C 9. C 10. C

静脉留置针

学习目标

- 掌握静脉留置针的目的。
- 掌握静脉留置针所需物品准备。
- 掌握静脉留置针的操作流程。
- 熟悉静脉留置针的注意事项。

授课方法

- 播放视频。
- 暂停视频,提问学员静脉留置针的目的、适应证、注意事项。
- 继续播放视频。
- 暂停视频,向学员展示静脉留置针的各项物品检查方法、病员准备。
- 继续播放视频。
- 暂停视频,向学员展示静脉留置针穿刺的手法。
- 继续播放视频。
- 暂停视频,讲解操作要点。
- 继续播放视频,直至结束。
- 提问静脉留置针的目的、优缺点、如何判断静脉留置针穿刺成功。

用物准备

序 号	物 品	数量(件)	备 注
1	静脉穿刺模拟手臂	1	每工作台1个
2	静脉留置针	4	每工作台2个
3	消毒用物	2	每工作台1个
4	生理盐水	4	每工作台1个

续表

序 号	物 品	数量（件）	备 注
5	输液器	4	每工作台1个
6	注射盘	1	每工作台1个
7	止血带	2	每工作台1个
8	弯盘	1	每工作台1个
9	棉签	1	每工作台1包
10	胶布	1	每工作台1个
11	透明贴膜	6	每工作台2个
12	5 mL注射器	6	每工作台2个
13	帽子	12	每工作台6个
14	口罩	12	每工作台6个

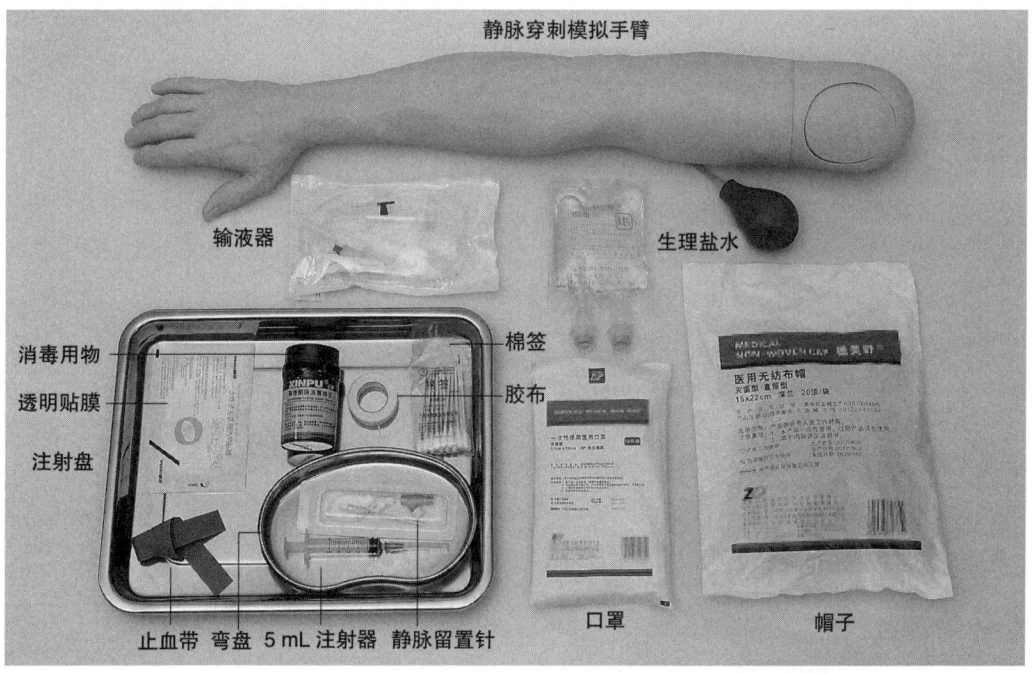

材料对照彩图

授课流程

时间	大章节	内容（时长）	授课方式
00:00～02:00	目的、适应证、注意事项	静脉留置针的目的、适应证、注意事项（00'45"）	视频
		讨论（01'15"）	导师主持
02:00～05:00	操作前准备	操作前准备（01'53"）	视频
		讨论（01'07"）	导师主持
05:00～12:00	操作过程	静脉留置针的结构（00'30"）	视频
		静脉留置针如何使用（00'30"）	导师示范
		操作过程（01'52"）	视频
		讲解操作要点（05'00"）	导师讲解、示范
12:00～14:00	注意事项	注意事项（30"）	视频
		提问（01'30"）	导师提问
14:00～60:00	练习	分两组练习	学员练习
60:00～		结束	

注：本部分授课时长60 min，导师与学员比例（1∶10）～（1∶8）。

课后习题

1. 静脉留置针的目的是_____。
   A. 减少静脉穿刺带来的心理和生理上痛苦和不适
   B. 按药物浓度给予静脉药物治疗，保护血管多次穿刺带来的损害
   C. 随时进行抢救危重患者
   D. 以上都是

2. 无特殊情况下，留置针留置时间为_____。
   A. 72～96 h   B. 24 h
   C. 7天   D. 无不适可一直留置

3. 穿刺前，皮肤消毒范围应为_____。
   A. 5 cm   B.＞8 cm   C. 10 cm   D. 15 cm

4. 留置针进针角度应为_____。
   A. 40°～50°   B. 10°～20°   C. 10°～30°   D. 50°～55°

5. 常用封管液是_____。
   A. 生理盐水 20 mL+肝素钠 1 mL B. 生理盐水 20 mL
   C. 最后补液若为生理盐水，无须封管 D. 生理盐水 250 mL+肝素钠 0.4 mL

6. 以下关于留置针的并发症，哪项除外？
   A. 穿刺部位感染 B. 皮下血肿
   C. 静脉炎，静脉血栓形成 D. 穿刺点胶布皮肤过敏

7. 关于静脉炎的处理，以下哪项是正确的？
   A. 硫酸镁湿敷，抬高患肢 B. 金霉素眼膏外涂
   C. 热毛巾外敷 D. 无须处理，自行吸收

8. 关于静脉留置针置管期间的处理，以下哪项是正确的？
   A. 穿刺部位有无渗血、渗液肿胀及局部炎症反应
   B. 出现局部红、肿、热、痛等症状，应立即拔管
   C. 并发症给予相应处理，以促进血液循环，安抚患者，减轻痛苦
   D. 以上都正确

9. 留置针补液时，液体输入不畅，以下哪项是不正确的？
   A. 观察患者体位，导管有无打折、受压
   B. 回血是否堵塞针管
   C. 留置针有无滑出血管外，引起局部渗血、渗液
   D. 必要时可根据患者意愿调整补液顺序

10. 静脉炎分为_____四类。
    A. 感染性，化学性，过敏性，血栓性
    B. 机械性，化学性，感染性，血栓性
    C. 机械性，物理性，感染性，血栓性
    D. 人为性，化学性，感染性，血栓性

（赵正楣）

【答案】1. D 2. A 3. B 4. C 5. D 6. D 7. A 8. D 9. D 10. B